Sana tu intestino

La guía de la dieta The Ultimate Beginner's Heal Your Leaky Gut: finalmente sana y restaura el equilibrio en tu cuerpo + 50 recetas nutritivas y reparadoras

Por Jennifer Louissa

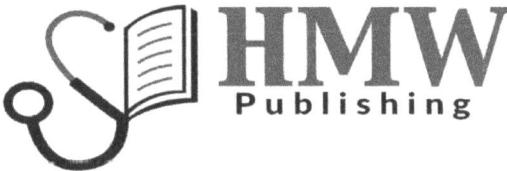

HMW Publishing

Para más libros visite:

HMWPublishing.com

Consigua otro libro gratis

Quiero darle las gracias por comprar este libro y ofrecerle otro libro (largo y valioso como este libro), "Errores de salud y de entrenamiento físico que no sabe que está cometiendo", completamente gratis. Desafortunadamente este libro solo está disponible en inglés. Aún espero que disfrute este regalo.

Visite el enlace siguiente para registrarse y recibirlo: **www.hmwpublishing.com/gift**

En este libro, voy a desglosar los errores más comunes de salud y de entrenamiento físico que probablemente usted esté cometiendo en este momento, y le revelaré cómo puede llegar fácilmente a la mejor forma de su vida.

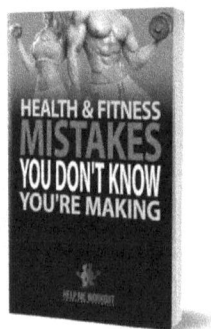

Además de este valioso regalo, también tendrá la oportunidad de obtener nuestros nuevos libros de forma gratuita, participar en sorteos y recibir otros correos electrónicos de mi parte. De nuevo, visite el enlace para registrarse: **www.hmwpublishing.com/gift**

TABLA DE CONTENIDO

Recetas de alimentos anti-permeables para el intestino 113

Introducción

Quiero agradecerle por comprar este libro.

Vivir en esta era moderna conlleva muchas consecuencias, incluyendo problemas de estrés, ansiedad y depresión. Sin embargo, es posible que no se dé cuenta de que todos estos son indicadores claros de problemas que vinculan su salud intestinal. Aunque puede sorprenderle saber que las bacterias en su intestino pueden afectar muchas partes de su cuerpo, incluida su salud mental, es exactamente lo que los estudios nos dicen ahora.

La permeabilidad intestinal o el intestino permeable es difícil de diagnosticar con síntomas que son de alguna manera similares a muchas enfermedades, pero una de sus principales causas es el crecimiento excesivo de cándida, que comprende la estructura intestinal.

Este libro contiene pasos comprobados y estrategias efectivas sobre cómo puede sanar su intestino y salvarse de enfermedades crónicas y mortales. También descubrirá cómo puede disfrutar de comidas sabrosas y cómo pueden ayudar a su intestino a recuperarse de una flora intestinal desequilibrada.

Además, aprenderá por qué un estilo de vida saludable es esencial para mantener un intestino saludable. Del mismo modo, aprenderá cómo protegerse del ataque de microbios dañinos, que pueden hacer que su sistema inmune se descomponga y quede indefenso. Por último, se incluye un plan de degustación y recetas saludables para que sus comidas sean completas, llenas y divertidas.

Gracias de nuevo por comprar este libro, ¡espero que disfrute leyéndolo!

Además, antes de comenzar, le recomiendo que se una a nuestro boletín informativo por correo electrónico para recibir actualizaciones sobre cualquier próxima publicación o promoción de un nuevo libro. Puede registrarse de forma gratuita y, como bonificación, recibirá un regalo gratis. ¡Nuestro libro "Errores de salud y de entrenamiento físico que no sabe que está cometiendo"! Este libro ha sido escrito para desmitificar, exponer lo que se debe y no se debe hacer y, finalmente, equiparle con la información que necesita para estar en la mejor forma de su vida. Debido a la abrumadora cantidad de información errónea y mentiras contadas por las revistas y los autoproclamados "gurús", cada vez es más difícil obtener información confiable para ponerse en forma. A diferencia de tener que pasar por docenas de fuentes parciales, poco confiables y no confiables para obtener su información de salud y estado físico, todo lo que necesita para ayudarle se ha desglosado en este libro para que pueda seguirlo fácilmente y obtener resultados inmediatos para alcanzar sus objetivos de actividad física deseados en el menor tiempo posible.

Una vez más, para unirse a nuestro boletín gratuito por correo electrónico y recibir una copia gratuita de este valioso libro, visite el enlace y regístrese ahora:

www.hmwpublishing.com/gift

Capítulo 1: Su instinto y su importancia para su salud

Hace muchos siglos, fue Hipócrates quien dijo que las enfermedades comienzan en el intestino, pero solo en estas últimas dos décadas los estudios de investigación habían probado y revelado cómo estaba en lo correcto cuando dijo esto. Los estudios revelaron que nuestro intestino, de hecho, es crucial para nuestra salud en general y que un intestino no saludable causa una amplia gama de enfermedades. Esto incluye la obesidad, artritis, depresión, fatiga crónica, enfermedades inflamatorias y mucho más.

Este descubrimiento lleva a muchos investigadores a creer que cuidar la salud intestinal y restablecer la función eficiente y la integridad de la barrera intestinal será la mayor preocupación de la palabra médica en el siglo XXI.

La comprensión de la anatomía humana

Imagínese un sistema de computadora compuesto por varias partes que funciona por separado y aun así trabaja en conjunto para hacer que todo el sistema de la computadora sea funcional. Por lo tanto, cuando una parte de ella deja de ser funcional, afecta todo el proceso y, en última instancia, conduce a su descomposición total, si no se repara a tiempo.

Nuestro cuerpo humano funciona exactamente como lo hace una computadora. Se compone de diferentes sistemas que de alguna manera están relacionados entre sí y juntos trabajan para darnos un cuerpo físico saludable. Entonces, cuando hay un problema con una parte, como nuestro sistema digestivo, afecta nuestra salud en general. Y si negamos prestarle la atención o el cuidado adecuado, a la larga nos conducirá a un problema más serio.

El cuerpo es un huésped humano

Nuestro cuerpo es un huésped de miles de millones de gérmenes, viruses, bacterias, hongos y otros agentes microbianos; de hecho, nuestro cuerpo es una microbiota. Una microbiota humana se compone de 10-100 trillones de microbiota simbiótica. Afortunadamente para nosotros, la mayoría de estos son beneficiosos para nuestra salud. La mayoría de estas pequeñas criaturas que llevamos en nuestro cuerpo residen en el intestino y pesan aproximadamente 1.5 kilogramos y de mil especies diferentes. Muchas de estas especies aún no han sido descubiertas por la ciencia.

Es vital para nuestro bioma intestinal las múltiples cepas de Bifidobacterium que habitan el intestino grueso y el lactobacilo que habita en el intestino delgado. A través de varios factores, como el estrés, la mala alimentación y el uso de antibióticos, se puede cambiar la relación y la ubicación en los intestinos, lo que puede dar lugar a una multitud de problemas de salud.

¿Qué determina su salud intestinal?

Existen dos variables importantes y diversas interrelacionadas que determinan la salud intestinal: la flora intestinal o la microbiota intestinal y la barrera intestinal.

Un intestino humano contiene una cantidad considerable de bacterias que es 10 veces más que la cantidad de células humanas en todo el cuerpo con 400 especies diversas y conocidas de bacterias. Su flora intestinal es una comunidad de microorganismos que ocupa su tracto digestivo. Constituyen una parte de la microbiota humana que se compone de todos los organismos que habitan dentro de su cuerpo y ayuda a inhibir el crecimiento de bacterias dañinas que causan infecciones.

Recientemente, la humanidad pudo comprender el alcance del papel de la flora intestinal en la salud y las enfermedades humanas. Incluidas en las funciones de la flora intestinal que son vitales para la vida humana se encuentran las siguientes:

- Promueve las funciones gastrointestinales normales
- Protege contra la infección

16

- Regula el metabolismo
- Comprende más del 75 por ciento de nuestro sistema inmune

Una flora intestinal desregulada se ha asociado con enfermedades como la depresión, el autismo y otras enfermedades autoinmunes como la diabetes tipo 1, hashimoto's y la enfermedad inflamatoria intestinal.

La barrera intestinal

Ahora, sabemos que nuestro intestino sirve de refugio a estas numerosas bacterias, pero ¿alguna vez ha considerado qué sucederá si estos contenidos intestinales se dispersan?

El intestino es un tubo hueco que pasa por la boca y termina en el ano. Todo lo que llega a la boca y no se digiere y descompone en nutrientes se moverá directamente al otro extremo del pasaje. La función principal de la barrera intestinal es decidir qué entra y qué queda fuera del cuerpo. Sirve como el guardián del cuerpo.

Por lo tanto, cuando hay una fuga en la barrera intestinal, ya que se vuelve permeable, como en un síndrome del intestino permeable, las moléculas de proteínas grandes pueden escapar a través del torrente sanguíneo. Dado que estas moléculas deben permanecer dentro del intestino, su escape da como resultado que el cuerpo monte automáticamente una respuesta inmune y los ataca. Los estudios demuestran que tales ataques tienen un papel importante en el desarrollo y la aparición de enfermedades autoinmunes. De hecho, el Dr. Alessio Fasano, un experto en biología de la mucosa cree que un intestino permeable es una condición previa para el desarrollo de enfermedades autoinmunes.

Del mismo modo, existe una creciente evidencia de que una fuga de intestino paga un papel patogénico en diferentes enfermedades autoinmunes como la enfermedad celíaca y la diabetes tipo 1. Por lo tanto, es necesario fortalecer la barrera intestinal para desarrollar autoinmunidad contra diversas enfermedades. Esto también demuestra que la integridad de la barrera intestinal es crucial en la prevención de enfermedades autoinmunes.

Este descubrimiento sostiene que la barrera intestinal determina principalmente si su cuerpo tolera o reacciona para rechazar las sustancias tóxicas que usted ingiere de fuentes externas. El daño en la barrera intestinal, que es inminente en un intestino permeable, causado por toxinas alimentarias como el gluten y sustancias químicas como el arsénico o el BPA puede generar una respuesta inmune que afecta no solo el intestino sino también a otros órganos y tejidos del cuerpo. Estos incluyen el riñón, el hígado, páncreas, cerebro y todo el sistema esquelético.

Es crucial entender que no usted no tiene que experimentar los síntomas viscerales para tener un intestino permeable. Un intestino permeable puede tener otras manifestaciones de problemas de la piel que incluyen eczema, psoriasis y afecciones autoinmunes que afectan la tiroides o las articulaciones, la depresión de enfermedades mentales, el trastorno del espectro autista y mucho más.

Los investigadores tambien han descubierto que la proteína llamada zonulina puede aumentar la permeabilidad intestinal en humanos y animales. En la mayoría de las enfermedades autoinmunes: la esclerosis múltiple, diabetes tipo 1, enfermedad celíaca, artritis reumatoide y enfermedad inflamatoria intestinal, se encontraron niveles anormalmente altos de zonulina y generalmente se caracterizan por un intestino permeable.

El intestino: el segundo cerebro

¿Alguna vez se ha preguntado por qué experimentamos calambres estomacales o mariposas en el estómago cuando tenemos sustos en el escenario así como nuestra mente parece dejar de funcionar? También hay momentos en los que confiamos en nuestra intuición para tomar decisiones o confiar en nuestro instinto para sentir el peligro. A menudo nos dicen que controlemos nuestros intestinos cuando nos enfrentamos a situaciones que ponen a prueba nuestros nervios y nuestra determinación. Es porque tenemos dos conjuntos del cerebro, con uno encerrado en un cráneo y a lo que a menudo nos referimos como nuestra cabeza. El otro es menos popular, pero también es significativo para nuestra vida y se encuentra allí dentro de nuestro estómago: el intestino.

Estos dos cerebros están muy interconectados y funcionan casi de la misma manera, enviando señales a otras partes del cuerpo y alertándolas cuando se avecina un peligro. Cuando un cerebro está molesto, también lo está el otro como lo menciona la periodista científica, Sandra Blakeslee para el *New York Times*.

El tracto digestivo contiene más de un millón de células nerviosas casi iguales a las que se encuentran en la médula espinal. Se encuentran más células nerviosas en el sistema digestivo que en el sistema nervioso periférico. Los neurotransmisores vitales que se encuentran en el cerebro, como la serotonina, el glutamato, la dopamina, el óxido nítrico y la norepinefrina, también se encuentran en gran cantidad en el intestino. Los opiáceos naturales del cuerpo: las encefalinas también se encuentran en el tracto intestinal, al igual que las benzodiazepinas, una sustancia química psicoactiva que controla el estado de ánimo. Por lo tanto, cuando tiene una salud digestiva débil, puede provocar trastornos del estado de ánimo y otras formas de trastornos neurológicos.

El intestino: La clave de su sistema inmunitario

Además de su importancia para su salud mental y emocional, el sistema digestivo juega un papel crucial en su inmunidad natural a varios tipos de enfermedades. Su intestino es estéril y es un ecosistema de bacterias y levaduras que son los más beneficiosos para su salud, aunque hay otros que son tóxicos.

Cuando el ecosistema intestinal es saludable, esas levaduras y bacterias beneficiosas pueden mantener a raya a los microorganismos dañinos en su tracto digestivo. Pero cuando hay un desequilibrio o cuando se produce disbiosis, esto dará lugar a un crecimiento excesivo de hongos y otros patógenos que conducen a numerosos trastornos gastrointestinales.

Como todos los ecosistemas, algunas sustancias químicas que se encuentran en los antibióticos, flúor en el agua, conservantes y aditivos en los alimentos, estimulantes en el café y muchos alimentos difíciles de digerir como los granos integrales impropiamente preparados pueden alterar el delicado equilibrio del tracto digestivo. Una vez que el equilibrio en la cantidad de microorganismos en su intestino está desequilibrado, dando paso a la proliferación de bacterias dañinas, las bacterias malas comienzan a producir toxinas que pueden debilitar la respuesta inmune. También pueden interferir con la absorción adecuada de nutrientes. Es por eso que hay casos en que una persona puede consumir una dieta rica en nutrientes y seguir siendo deficiente en nutrientes apropiados debido a un sistema digestivo inadecuado.

Capítulo 2: Causas y efectos de un intestino malo y el desequilibrio de la flora

Es difícil identificar una sola causa para un síndrome del intestino permeable, pero algunos contribuyentes frecuentes a menudo llevan a perturbar el equilibrio de la flora en el intestino. Analicemos algunos de estos factores que causan problemas de salud en el intestino.

Principales causas más comunes de la mala salud intestinal

Estrés crónico

Cuando experimenta un estrés prolongado, la capacidad de respuesta rápida de su sistema inmune se ve alterada y afecta su capacidad de recuperación. Cada vez que su cuerpo siente que se encuentra en una situación de emergencia y esto es lo que sucede cuando está bajo estrés, se prepara para estar en un modo de "lucha o huida" y produce hormonas como la adrenalina para ayudarle a salir del peligro. Sin embargo, cuando esto sucede a menudo, hay una producción excesiva de adrenalina que hace que su resistencia a la insulina siga y su cuerpo pierde la capacidad de detectar el peligro. Ya no puede diferenciar entre el estrés típico del día a día y el estrés real.

Una vez en un estado real de peligro como encontrarse cara a cara con una bestia feroz, el cuerpo reacciona ante tal factor estresante al producir menos IgA secretoria o sIgA, una de las líneas de defensa del sistema de defensa inmune del organismo y disminuye la DHEA: un antienvejecimiento, hormona adrenal antiestrés. También ralentiza la digestión y la peristalsis, disminuye el flujo sanguíneo a los órganos digestivos y produce metabolitos.

Disbiosis

La disbiosis es una condición en la que existe un desequilibrio microbiano dentro del cuerpo que contribuye a la existencia de un intestino permeable. Cuando hay una sobreproducción de candida, un hongo responsable de la absorción de nutrientes y la digestión cuando contiene niveles comparables en el cuerpo, puede romper las paredes del intestino y penetrar en el torrente sanguíneo. La candidiasis debe tenerse en cuenta cuando se sospecha de intestino permeable. Existen otros parásitos y microbios como Salmonella, Amebas, Shigella, Helicobacter, Giardia y muchos otros que causan irritación en el revestimiento intestinal y causan síntomas gastrointestinales. Las personas con enfermedades digestivas o su historial tienen una mayor tendencia a adquirir el síndrome del intestino permeable.

Los contaminantes ambientales

Todos los días estamos expuestos a numerosos productos químicos domésticos y ambientales que ejercen presión sobre nuestras defensas inmunológicas y quebrantan la capacidad del cuerpo para autorrepararse. Esto puede llevar a un retraso crónico de las reparaciones de rutina necesarias. Nuestro sistema inmune presta atención a muchas áreas a la vez y las que están lejos del sistema digestivo se ven afectadas: los tejidos conectivos se descomponen a medida que el cuerpo pierde minerales, como calcio, magnesio y potasio. Los químicos tóxicos agotan nuestras reservas de minerales amortiguadores, causando acidosis en las células y tejidos e hinchazón en las células.

El consumo excesivo de bebidas alcohólicas

Aunque las bebidas alcohólicas contienen algunos nutrientes, se necesitan muchos nutrientes para metabolizar. Entre estos se encuentran las vitaminas del complejo B. Las bebidas alcohólicas contienen sustancias que también son tóxicas para las células. Cuando el alcohol se metaboliza en el hígado, las toxinas se descomponen o almacenan aún más en el cuerpo. El abuso de alcohol ejerce presión sobre el hígado y esto afecta la competencia digestiva y daña aún más el tracto intestinal.

Las malas elecciones alimenticias

El consumo de una dieta baja en fibra puede aumentar el tiempo de digestión de los alimentos, permitiendo que los subproductos tóxicos se acumulen y provoquen irritación en la mucosa intestinal. Las dietas de alimentos altamente procesados también lesionan el revestimiento intestinal y son invariablemente bajas en fibra y nutrientes, pero contienen un alto nivel de aditivos alimentarios, grasas reestructuradas y azúcar. Estos tipos de alimentos promueven la inflamación del tracto gastrointestinal (GI). Por lo tanto, es esencial saber y recordar que incluso los alimentos que consideramos saludables como el trigo, los huevos y la leche pueden irritar el revestimiento del intestino.

El uso de medicamentos

Existen medicamentos como los medicamentos no esteroideos como el Advil, Motrin y la aspirina que pueden dañar los bordes de los cepillos y permitir que las partículas de alimentos parcialmente digeridas junto con las toxinas y los microbios entren en el torrente sanguíneo. Los medicamentos esteroides y el control de la natalidad también crean condiciones que ayudan a alimentar a los hongos que dañan el revestimiento intestinal. Otras cosas que pueden alterar significativamente el balance GI son los medicamentos de quimioterapia y la radiación.

Sensibilidad alimentaria y ambiental

La comida, junto con las sensibilidades ambientales, pueden ser la causa de un síndrome del intestino permeable. Estas sensibilidades, también denominadas hipersensibilidad retardada, difieren de las alergias alimentarias reales. La generalización de estas sensibilidades es más ampliamente reconocida hoy en día que en años anteriores, ya que alrededor del 24 por ciento de los adultos estadounidenses afirman que tienen sensibilidad alimentaria y ambiental.

Las lectinas

Las lectinas principalmente se encuentran en los legumbres y inducen mastocitos para producir histamina. La barrera intestinal en nuestro intestino está destinada a evitar que las bacterias en nuestros alimentos entren en el torrente sanguíneo. La histamina, un mediador inflamatorio inducido por los mastocitos que forman parte del sistema inmune también se encuentra en los alimentos que consumimos y pueden comprometer la barrera intestinal. Se unen a la mucosa intestinal para hacer que tenga más fugas y porosidad, lo que causa la filtración del intestino.

Efectos del desequilibrio de la flora

Las enfermedades autoinmunes

Una enfermedad autoinmune puede ocurrir cuando su cuerpo reconoce las células sanas como objetos extraños que resultan en inflamación y finalmente conducen a una descomposición total de su sistema inmune. Cuando el sistema inmune de su cuerpo está tratando de erradicar las células sanas, entonces esto lo deja indefenso y sin defensa.

Aunque se desconoce la causa exacta de las enfermedades autoinmunes, se especula que ocurren cuando hay un crecimiento excesivo de bacterias malas en el cuerpo. Actualmente, hay más de 80 enfermedades autoinmunes conocidas que son difíciles de reconocer y que comparten síntomas similares. Algunos de estos trastornos incluyen artritis reumatoide, enfermedad de Crohn y colitis ulcerosa.

Salud mental

Dentro de su pared intestinal hay 500 millones de neuronas que forman su sistema nervioso entérico (ENS), que desempeña un papel vital en la producción de alrededor de 30 neurotransmisores diferentes. El ENS o el segundo cerebro, como se lo denomina, es responsable de equilibrar su estado de ánimo, mantener su salud mental en general bajo control y reducir el estrés y la ansiedad. La colección de neuronas en la ENS ha creado el mismo tejido celular como el del cerebro e influye significativamente en sus pensamientos y sentimientos

En varios estudios de investigación con ratones, los investigadores pudieron establecer el hecho de que se puede cambiar completamente el comportamiento de los ratones al cambiar sus bacterias intestinales. En un experimento, a un grupo de ratones tímidos se les dieron las bacterias intestinales tomadas de un grupo de ratones valientes y aventureros. Como resultado, el grupo de ratones asustados pudo adaptarse al comportamiento del grupo saliente de ratones después de la transferencia de bacterias intestinales sanas. Este estudio de investigación demostró que el intestino afecta el cerebro. Por lo tanto, si usted está luchando con la niebla del cerebro, la ansiedad, el estrés, la depresión o la fatiga mental, ¡es hora de que limpie su intestino!

La mala salud del sistema inmunitario

Es un hecho que alrededor del 75 por ciento del sistema inmune se encuentra en su tracto gastrointestinal (GI). Es porque su microbioma crea un impacto significativo en el proceso digestivo y numerosos problemas pueden literalmente deshabilitar este mecanismo de autocuración e impedir que funcione a su máximo potencial.

El síndrome del intestino permeable como ejemplo es una afección en la que el intestino o el revestimiento intestinal o la pared se vuelven permeables, lo que permite que las toxinas se filtren y se transporten por todo el cuerpo a través del torrente sanguíneo donde se combina. Cuando esto sucede, esto es grave ya que su sistema inmune lo reconoce como invasores extraños y los ataca. Aunque al principio, esto es útil para su cuerpo a menos que se repare la fuga o los agujeros en su intestino, esta condición continuará y eventualmente deteriorará su sistema inmune mientras trabaja todo el día tratando de buscar y atacar a esos invasores extranjeros. Este estado gravemente debilitado de su sistema inmune lo dejará susceptible a toda clase de infecciones y virus ya que su cuerpo no puede defenderse. Aquí hay algunas enfermedades que pueden ser el resultado de un sistema inmune débil y no saludable.

- Asma y alergias

- Diarrea asociada a los antibióticos

- Enfermedad autoinmune

- Cáncer

- Cavidades dentales

- Depresión y ansiedad

- Autismo

- Eccema, psoriasis y dermatitis

- Úlceras gástricas

- Obesidad

- Desnutrición

- Diabetes

- Enfermedad inflamatoria intestinal

La conclusión es que cuando su sistema digestivo se ve comprometido, también ejerce presión y debilita su sistema inmunológico. Cuando su cuerpo está sano, su sistema inmune está activo y es efectivo para defenderlo de la enfermedad. Pero cuando está constantemente con toses persistentes, dolores de garganta y resfriados, entonces es más probable que tenga un intestino permeable. Por lo tanto, concéntrese en ello y cure su intestino permeable antes de que anule por completo su sistema inmune.

Conexión con la diabetes tipo 2

Estudios recientes descubrieron que existe un vínculo directo entre la diabetes tipo 2 y un intestino no saludable. El estudio indicó que las personas con diabetes tipo 2 tenían altos niveles de bacterias dañinas para la salud intestinal. El Dr. Mark Hyman de alguna manera había establecido el hecho de que la obesidad y la diabetes están estrechamente relacionadas. Además, señaló que una vez que una persona es obesa, siempre hay una gran posibilidad de que tenga diabetes o esté en una etapa prediabética y esta posibilidad aumenta exponencialmente con el peso ganado.

Es crucial entender la conexión entre el peso y la diabetes. Muchos estudios de casos han demostrado que un microbioma menos diverso conduce al aumento de peso y la obesidad. Las estadísticas recientes informaron que el 75 por ciento de los estadounidenses tienen sobrepeso y el 20 por ciento de ellos están etiquetados como obesos. Con este aumento en las estadísticas, la diabetes casi se está convirtiendo en una epidemia. Sin embargo, seguir un estilo de vida limpio y saludable puede ayudarle a establecer un microbioma diverso y robusto que su cuerpo necesita para mantenerse saludable y evitar la adquisición de esta enfermedad que conduce a la muerte.

Sobrecrecimiento Bacteriano Intestinal (SIBO)

El sobrecrecimiento bacteriano intestinal es el mal funcionamiento del intestino delgado debido al crecimiento excesivo de bacterias. Una vez que estas bacterias interactúan con los nutrientes de los alimentos y las partículas de alimentos, se produce una fermentación que puede dar lugar a una amplia gama de síntomas.

Los investigadores sospechan que la combinación de enzimas pancreáticas disminuidas, motilidad intestinal y ácidos biliares causan la aparición de SIBO. El riesgo de SIBO se ve significativamente afectado por varios factores que a menudo se relacionan con la reducción de las funciones y la eficiencia de los intestinos. Si se deja desatendido durante mucho tiempo, SIBO puede tener una deficiencia en nutrientes -vitaminas y minerales. Los síntomas incluyen el estrés digestivo y la deficiencia nutricional severa.

Capítulo 3: Señales de un intestino permeable

Sus intestinos son el portal para la buena salud. Cuando tiene un intestino sano, hay un porcentaje significativo de que su estado de salud general es más probable que esté en su mejor momento. Sin embargo, un estado debilitado de su intestino es un indicador de que algo está mal en su cuerpo y si no se diagnostica antes, puede causar estragos no solo en su sistema digestivo, sino que puede tener un efecto dañino en otros sistemas en su cuerpo físico. Entonces, para detectar signos de un intestino permeable, hay algunos de los síntomas que debe tener en cuenta.

Los síntomas en el intestino

Algunos síntomas se concentran en el intestino.

- Hinchazón

- Diarrea continua

- Gas

- Sobrecrecimiento de Candida

- Estreñimiento

Los síntomas pueden detectarse en todo el cuerpo y seguir atribuyéndose a factores que tienen algo que ver con su estilo de vida. La inflamación puede hacer que la brecha en el revestimiento intestinal se ensanche. Cada vez que su sistema inmunológico detecta la presencia de partículas que escapan a través del torrente sanguíneo, independientemente de si éstas son dañinas o no, las células defensivas atacan incluso a las células sanas creando inflamación en el cuerpo.

Los síntomas generales

Los signos generales de la enfermedad intestinal incluyen:

- Alergias a los alimentos

- Fatiga crónica

- Artritis

- Dolores en las articulaciones

- Alergias generales / estacionales

- Erupciones cutáneas relacionadas con la inflamación

- Sistema inmunitario debilitado por sobreesfuerzo

- Deficiencias nutricionales

- Síntomas relacionados con el cerebro

Se dice que el tracto digestivo contiene el segundo mayor número de nervios y se comunica con el cerebro. Esto es según un estudio de investigación sobre el papel

Emergente de una relación intestino-cerebro dirigido por Jocelyn J. y Kasper L.H. de Dartmouth College en New Hampshire (2014).

Los síntomas relacionados con el cerebro incluyen:

* Estado de ánimo

* Ansiedad

* Depresión

* Niebla del cerebro

Las condiciones más severas que surgen del intestino permeable son también signos de su presencia.

* Lupus

* Diabetes

* Hashimoto

- Artritis Reumatoide

- Celia

- Crohn's

- Síntomas neurológicos

- Enfermedad de Alzheimer

- Ansiedad general

- Dolor de cabeza / migraña

- Espectro autista

- Fibromyalgià

- Esclerosis múltiple

- Neuropatía

El intestino permeable sin síntomas

El aumento de la permeabilidad en el intestino y los pequeños puntos de inflamación a menudo no muestran signos de nadie y generalmente no son motivo de preocupación. Sin embargo, numerosos espacios en los intestinos se acompañan de síntomas que incluyen:

- Hinchazón
- Calambres
- Gas
- Fatiga crónica que empeora después de las comidas.

Capítulo 4: Cure su intestino

En el mantenimiento de un intestino sano, lo primero que debe tener en cuenta es evitar todos los elementos mencionados en los capítulos anteriores que son hostiles a la flora intestinal y dañan la barrera intestinal. Aunque, por supuesto, hay casos en los que no podemos controlar esto como en casos de estrés e infecciones crónicas o cuando nuestro linaje tiene genes defectuosos. Sin embargo, incluso si ya está expuesto a algunos de estos factores dañinos, todavía hay algunas maneras de restaurar su flora intestinal.

Cómo mantener y restaurar la salud intestinal

Aquí hay algunas maneras de considerar en el mantenimiento y la restauración de un intestino sano. Al pensar en la restauración de nuestra flora biológica y bacterias intestinales, lo primero que pensamos es en los alimentos y suplementos probióticos. Los probióticos son el término utilizado en el mundo nutricional para llamar a las bacterias que ingerimos intencionalmente para obtener beneficios de salud. Funcionan de forma opuesta a cómo funcionan los antibióticos en nuestro cuerpo. Sin embargo, son solo parte de las muchas cosas que debemos considerar.

Podría llenar su cuerpo con probióticos, pero si continúa viviendo con un estilo de vida poco saludable, incluidos los hábitos que seguirán dañando sus bacterias intestinales, como beber agua muy clorada y tomar antibióticos, seguro que terminará creando más daño a su intestino.

Recuerde que para que los microorganismos beneficiosos sobrevivan, crezcan y florezcan, necesitan un ecosistema estable. Un nivel de pH ideal debe ser 7 y menor que eso significa más acidez. Un nivel mucho más alto en 7 significa más alcalino. Debido a que su colon necesita ser ligeramente ácido para inhibir el crecimiento de bacterias indeseables como Shigella, Salmonella y E. coli. el nivel ideal de pH debe estar entre 6.7-6.9. Para aquellos que no tienen idea de lo que es un nivel de pH, el nivel de pH se refiere al nivel de alcalinidad o acidez de las sustancias solubles en agua.

La mejor manera, por lo tanto, de restaurar la cantidad de bacterias buenas es aumentar el nivel de acidez, particularmente en el intestino, para promover el crecimiento de la bacteria Lactobacillus o "bacterias útiles". Este tipo de bacteria es muy conocida por sus efectos beneficiosos en el intestino. Para lograr este propósito, aquí hay algunas formas comprobadas y efectivas para hacerlo. Simplemente observando estas formas, puede ayudar a mejorar la condición de su barrera intestinal y flora.

Coma alimentos tradicionales

Comer regularmente alimentos que contienen una gran cantidad de bacterias probióticas amistosas como las que se encuentran en los alimentos fermentados tradicionales puede mejorar la flora intestinal. Estos alimentos son ricos en bacterias beneficiosas productoras de láctico que naturalmente agrian los productos lácteos y hacen que los vegetales fermenten.

Cuando hablamos de alimentos que se someten a un proceso de fermentación, sus opciones no se limitan a la soja fermentada o al chucrut. Otras opciones fantásticas se consideran "fermentadas", como el té, el yogur y varias verduras. Aquí hay 9 alimentos fermentados que debe incluir en su intestino.

* Yogur

* Natto

* Kéfir

* Kombucha

* Kimchi

* Tempeh

* Encurtidos

* Lassi

Consuma obleas de levadura de ácido láctico

Consumir alimentos tradicionales o tomar suplementos probióticos a menudo es suficiente para que algunas personas aumentan la cantidad de bacterias beneficiosas en el intestino. Pero algunas personas requieren un paso adicional para poder restaurar la flora intestinal. Las obleas de levadura de ácido láctico pueden proporcionarle el mismo resultado que puede obtener al consumir alimentos fermentados tradicionales o suplementos probióticos al restaurar la flora del intestino delgado.

La levadura de ácido láctico es solo una versión modificada de la levadura de cerveza que puede ayudar en la producción de cantidades significativas de ácido láctico en el intestino. El ácido adicional puede funcionar rápidamente y cuando se toma con suplementos probióticos puede hacer maravillas para su intestino. Puede masticar una de estas obleas de levadura de ácido láctico en cada comida. En la mayoría de los casos, este producto solo se necesita de 5 a 7 días y puede seguir tomando suplementos probióticos.

Cuando hay carbohidratos en el estómago que no se pueden digerir, estas bacterias ayudan a fermentarlos. Los resultados de este proceso de fermentación ayudan a mantener el intestino ácido y a mantener a los microorganismos dañinos como buenas bacterias. Además, es útil comer dos veces al día con sus comidas.

Cuando los alimentos tradicionales fermentados no están disponibles, puede tomar suplementos probióticos en su lugar para obtener los beneficios de las bacterias probióticas. Esta es también una forma conveniente de tomar probióticos para las personas que viajan o para aquellos que simplemente no pueden tomar alimentos fermentados.

Considere el ayuno intermitente

Considere ayunar en plazos de 16-24 horas o dos veces por semana, ya que le da al tracto gastrointestinal un descanso necesario de la carga del procesamiento de alimentos y la digestión. Si opta por la ruta de la dieta líquida, debe apegarse al caldo de huesos, carne y caldo de pescado, verduras y jugos de vegetales frescos. Estos líquidos están empaquetados con nutrientes y son suaves para el intestino permeable.

Practique la meditación

La meditación es un excelente combatiente para el estrés y en nuestro estilo de vida actual, estamos constantemente bombardeados por la presión. Si bien somos muy conscientes de que el estrés crónico es una de las principales causas del intestino permeable debido a su efecto paralizador en el sistema digestivo, sería difícil para su cuerpo luchar contra las bacterias dañinas y el crecimiento excesivo de levadura. Esto conduce a la permeabilidad del intestino junto con las erupciones inflamatorias asociadas con el intestino permeable.

La meditación ahora se considera una medicina complementaria mente-cuerpo que produce un profundo estado de relajación y un estado mental tranquilo. Una meditación de 10 minutos al día que implique una respiración profunda puede hacer mucho para liberar el estrés y hacer esto ralentiza la parte de su sistema nervioso que inhibe la digestión. También activa las hormonas que ayudan en la digestión.

Haga algo de ejercicio

Hacer ejercicios estimula los nervios para ayudar a mantener la movilidad del intestino. Un estilo de vida sedentario puede contribuir a una desaceleración neurológica de la función intestinal.

Tome probióticos de alta calidad

Los probióticos ayudan a la indigestión y regulan su respuesta inmune. Necesita al menos 80 mil millones de CFU (unidad formadora de colonias). CFU es la medida utilizada en los probióticos para bacterias buenas y malas, incluida la levadura.

Haga una prueba de fugas

Los síntomas intestinales con fugas pueden ser como los síntomas de otras enfermedades importantes. Para estar seguro, visite a su médico y hágalo diagnosticar adecuadamente a través de una prueba de fugas. Además, pídale a su médico que lo examine para detectar otras alergias ocultas. Esto lo ayudará a deshacerse de posibles fuentes de inflamación basada en alimentos y daño intestinal persistente.

El tratamiento de patógenos intestinales

Una variedad de parásitos puede causar infección en el tracto intestinal. Los parásitos se adquieren cuando ha consumido alimentos o agua contaminados. Las personas con flora intestinal desequilibrada, síndrome del intestino permeable o un sistema de respuesta inmune debilitado son más susceptibles a los parásitos. Hay formas naturales de limpiar estos parásitos.

• Tome tres veces al día 250 miligramos de nueces negras. Esto se ha mencionado en la historia para ser útil en el tratamiento de parásitos.

• El ajenjo es conocido por sus propiedades antiparasitarias. Consumiendo 200 ml. de ajenjo, tres veces al día puede ayudarle a deshacerse de estos parásitos. Sin embargo, considere la máxima precaución en su dosificación ya que una dosis grande puede ser tóxica.

- El aceite de orégano tiene efectos antibacterianos y antiparasitarios. Tome 500 miligramos del aceite 4 veces al día.

- El extracto de semilla de pomelo tiene efectos antiparasitarios y debe tomarlo según las instrucciones del proveedor provistas con el artículo.

Considere la inclusión de alimentos integrales en su dieta

Los alimentos integrales son alimentos en su estado más natural o están más cerca de la forma en que la naturaleza los brinda. Significa que están mínimamente procesados y sin aditivos. La mayoría de los alimentos que son orgánicos también son probióticos y, por lo tanto, ayudan a crear un equilibrio en la flora intestinal. Las frutas y verduras frescas son algunos de los mejores alimentos integrales recomendados para alguien que sufre de un intestino permeable.

Plan de dieta

	Desayuno	Almuerzo	Cena	Aperitivos
lunes	Tocino, pollo y ensalada de pacana	Fideos saludables	Salteado de salmón con jengibre	Frutas mixtas Yogur(sin lactosa)
martes	Desayuno de salmón ahumado Mezcla de arroz	Caldo de hueso Papas rostizadas	Ensalada de pepino y cangrejo	Sándwich de pavo

miércoles	jugo de vegetales yogur de coco con frutas Salchicha de pavo	Salmón con hierbas Arroz hervido	Verduras mixtas chuletas de cordero Chucrut	Batido verde
jueves	Gachas de avena con frutas Limón (agua/jugo)	Cuñas tocino y brie tortilla con ensalada de verano	Alcachofas al vapor con sal marina y jugo de limón	Manzana o cualquier fruta de su elección

64

vie rnes	Calabacín carnoso con cebolla y champiñones	Pollo al coco con espinacas	Torrecilla picante de camarones y aguacate	Pepino con sal Té de hierbas
sábado	Sofrito de salmón con jengibre	Brócoli frito	Estofado de vegetales	Té de hierbas Frutas mixtas

domingo	Hamburguesa saludable	Tortilla de limón	Salmón y espinacas con crema tártara	Fideos de calabacín

Capítulo 5: Recetas saludables

El caldo de hueso y otras recetas de sopa

Receta # 1 - Caldo de hueso

Porciones: 2-4

Ingredientes

- 4 libras de huesos de ternera

- 2 cucharadas de vinagre de sidra de manzana

- 12 tazas de agua

- 1 1/2 tazas de zanahorias (picadas)

- 1 1/2 tazas de puerros (picados)

- 3-5 ramitas de romero fresco

- 1 cucharadita de granos de pimienta negra

- 3 hojas de laurel

- 6 dientes de ajo

- 1 cebolla mediana (cortada en cubos)

Direcciones

1. Precaliente el horno a 450 grados Fahrenheit y prepare una bandeja para hornear forrada con papel de aluminio. Coloque los huesos en la bandeja para hornear y tápelos durante aproximadamente 40 minutos, volteándolos una vez para asegurar una cocción uniforme en ambos lados.

2. Cuando los huesos estén cocidos, póngalos en una olla grande con agua. Agregue el vinagre y deje reposar a temperatura ambiente durante aproximadamente 30 minutos.

3. Corte las verduras antes de agregarlas a la olla. Haga que hierva y cuando alcance el punto de ebullición, baje el fuego y deje que hierva a fuego lento. Durante 2-3 horas, deseche la formación espumosa en la parte superior de la sopa.

4. Puede hervir a fuego lento durante 48 horas para el caldo de huesos de res, 24 horas para el caldo de huesos de pollo y 8 horas para el caldo de huesos de pescado.

5. Deje que se enfríe un poco. Vierta el caldo en un recipiente hermético. Refrigere durante aproximadamente 4-6 horas o toda la noche. Esto permitirá que la grasa suba para permitir que la grasa se asiente en la parte superior y se solidifique.

6. Raspe la grasa de la parte superior con una cuchara. Esto lo dejará con un caldo de hueso gelatinoso cuando esté frío.

7. Almacene en un tarro de masón hermético o congele hasta que esté listo para usar.

8. Cuando esté listo para usar, caliente lentamente el caldo a fuego lento para que vuelva a tener una consistencia líquida.

TABLA NUTRICIONAL

Tamaño de la porción	1 taza
Calorías	160 cal
Grasas	12 g
Carbohidratos	2 g
Proteína	6 g

Receta # 2 - Sopa de huesos de pollo

Porciones: 2-4

Ingredientes

Para el caldo de hueso:

* Pollo orgánico entero

* 6 dientes de ajo

* 1 cebolla

* 1 pulgada de raíz de jengibre

Para la sopa:_

* 4-6 tazas de caldo de pollo ecológico

* 2 cucharadas de aceite de coco

* 1-2 tazas de cebollas picadas

* 1-2 tazas de zanahorias picadas

* 3-4 calabacitas pequeñas y medianas

* 2 tazas de pollo orgánico rallado

* 2 a 3 dientes de ajo, triturados o picados

* Sal marina del Himalaya al gusto

Direcciones

Caldo de hueso:

1. Limpie el pollo y póngalo en la olla. Luego llénelo con agua hasta tres cuartas partes lleno antes de agregar hierbas y vegetales.

2. Cocine a fuego medio-alto, hierve, luego reduzca el fuego y deje hervir a fuego lento, tapado durante aproximadamente 8-48 horas dependiendo de su deseo.

3. Deje que se enfríe antes de pasar el material a través de un colador y transfiéralo en unos tarros para su almacenamiento. Guárdelo en la nevera.

Sopa:

1. En una sartén, saltee las cebollas y las zanahorias con aceite de coco.

2. Cuando las cebollas se vuelvan translúcidas, agregue el caldo de huesos y deje hervir.

3. Haga fideos de los calabacines y córtelos en tiras de los tamaños deseados. También puede usar una máquina de cortar (*Julienne Slicer*) para esto.

4. Agregue el calabacín cuando las zanahorias se ablanden y deje hervir a fuego lento.

5. Agregue el ajo y el pollo picado. Cocine hasta que hierva y luego apague el fuego. Cubra y deje reposar de 5 a 10 minutos.

TABLA NUTRICIONAL	
Tamaño de la porción	1 taza
calorías	53 cal
grasas	0,3 g
carbohidratos	0,7 g
proteína	6 g

Receta # 3 - Médula ósea asada

Porciones: 1-2

Ingredientes

- Romero fresco

- Tomillo fresco

- Huesos medulares de carne de vaca alimentada con pastos

- Sal sin refinar y pimienta negra al gusto

Direcciones

1. Descongele los huesos si están congelados.

2. Caliente el horno a 400 grados Fahrenheit. Ponga los huesos en el recipiente para hornear.

3. Corte finamente el tomillo fresco y romero y espolvoree sobre los huesos.

4. Ase los huesos durante aproximadamente 15 minutos hasta que no queden residuos rosados visibles en el interior de los huesos, pero asegúrese

de no cocinarlos lo suficiente para que los huesos se cocinen al aire libre para salir de la envoltura ósea.

5. Sazone con sal y pimienta y sirva caliente.

TABLA NUTRICIONAL	
Tamaño de la porción	1 onza.
calorías	37 cal
grasas	2,5 g
carbohidratos	0,2 g
proteína	3,1 g

Receta # 4 - Caldo de carne casera

Porciones: 1-2

Ingredientes

- 2.5 lbs. de huesos de médula

- 2.5 lbs. de huesos blandos

- Jugo extraído de mitad de fruta de limón o unas gotas de vinagre de sidra de manzana.

- 2 cucharadas de perejil

- 2 cucharadas de sal marina

- 2 cucharadas de pimienta negra

- Vegetales (opcional)

Direcciones

1. Agregue todos los huesos en una olla de cocción lenta.

2. Agregue algunas tomas de vinagre de sidra de manzana o jugo de limón.

3. Llene la olla con agua filtrada pero no lo suficiente como para derramarla cuando hierva. Ajuste a cocción lenta a fuego lento durante 24 horas.

4. Después de 24 horas, puede agregar algunas verduras para darle sabor. Puede elegir zanahorias, cebollas dulces, tallos de apio junto con sal y pimienta al gusto. Asegúrese de quitar las verduras antes de que estén demasiado cocidas.

5. Luego configure por otras 12 horas o depende de su preferencia, pero cuanto más tiempo se cocine, más nutrientes se liberarán en el caldo.

6. Después de 30 horas, verifique si las médulas se cayeron de los huesos. Después de 30 horas de cocción lenta, apague el fuego y déjelo enfriar.

7. Cuando esté frío, escurra el caldo usando un colador de malla.

8. Guárdelo en el refrigerador. Sírvalo caliente cuando sea necesario.

TABLA NUTRICIONAL	
Tamaño de la porción	2 tazas
calorías	250 g
grasas	5 g
carbohidratos	2 g
proteína	3 g

Receta # 5 -Sopa de zanahoria tailandesa

Porciones: 1-2

Ingredientes

*   1 cebolla grande, cortada en cubitos

*   Una rebanada de 1 pulgada de jengibre fresco, pelado y rallado (aproximadamente 1 cucharadita).

*   1 1/2 cucharadita de polvo de curry

*   2 cucharadas de aceite de oliva o de aceite de coco

*   3 a 4 tazas de caldo o agua

*   1/4 taza de leche de coco (u otra leche)

*   2 libras de zanahorias, peladas y picadas

*   1/2 cucharadita sal

*   1 a 2 cucharaditas de jugo de limón fresco (opcional)

Direcciones

1. Coloque una olla a fuego medio para mantenerla caliente. Cuando esté caliente, agregue el aceite, luego las cebollas y reserve durante 5 a 19 minutos hasta que estén translúcidas.

2. Agregue las especias y la sal para cubrir las cebollas de manera uniforme.

3. Agregue caldo o agua junto con zanahorias.

4. Deje que la sopa hierva a fuego lento durante unos 15 minutos hasta que las zanahorias se ablanden.

5. Sirva mientras esté caliente

TABLA NUTRICIONAL	
Tamaño de la porción	1 taza
Calorías	170 cal
Grasas	12 g
Carbohidratos	16 g
Proteína	1 g

Receta # 6 - sopa de mejillones

Porciones: 6

Ingredientes

* 4 tazas de mejillones, cortados en trozos
* 6 tazas de caldo de hueso
* 2 jalapeños, sin semillas y en rodajas
* 1 cucharada de cilantro
* 1 cucharada de perejil
* 4 cucharadas de aceite de coco
* Agregue sus verduras, hierbas y especias favoritas

Direcciones

1. Vierta el caldo en una olla grande y deje que hierva a fuego lento. Luego agregue los jalapeños, el perejil y el cilantro en la olla.

a. Además, agregue mejillones y aceite de coco. Deje que hierva a fuego lento hasta que se abran las conchas de mejillones.

b.   Sirva la sopa en cuencos.

TABLA NUTRICIONAL	
Tamaño de la porción	1 taza
calorías	80 cal
grasas	2,2 g
carbohidratos	2,5 g
proteína	16 g

Receta # 7 - sopa de pollo y crema de patata

Porciones: 1-2

Ingredientes

- 1 cebolla picada

- 3 tallos de apio, picados

- 12 onzas de tocino libre de nitrato, cortado en cubitos

- 4 dientes de ajo picados

- 2 hojas de laurel

- 6 tazas de batatas blancas, peladas y en cubos

- 8 tazas de caldo de hueso dc pollo

- 5-7 tazas de pollo cocido, rallado

- 6 tazas de chirivías, peladas y en cubos

- 1 puerro (ver nota sobre preparación a continuación)

- jugo de un gran limón (tal vez más)

- 2 zanahorias picadas

- Sal y pimienta para probar

- Cebollas verdes en rodajas, opcional

Direcciones

2. Comience preparando el puerro. Corte por la mitad longitudinalmente y corte en rodajas finas. Coloque rebanadas de puerros en un recipiente con agua fría. Después de unos segundos, sáquelo del agua y drene.

3. Precaliente una olla grande o un horno holandés a fuego medio y agregue el tocino y revuelva un poco hasta que quede crujiente. Retire el tocino de la olla y drene en toallas de papel y reserve.

4. Agregue la cebolla, el apio, los puerros y las zanahorias al tocino en una olla con grasa.

5. Cocine y revuelva hasta que esté suave. Agregue el ajo y revuelva más por 30 segundos.

6. Agregue las papas blancas, las hojas de laurel, el caldo de huesos y las chirivías. Cocine hasta que los vegetales de raíz estén cocidos y tiernos.

7. Retire la hoja de laurel. Sirva alrededor de un tercio o la mitad de la sopa en una licuadora de alta potencia. Asegúrese de incluir el caldo y las verduras de raíz. Haga un puré hasta que esté suave. También puede utilizar una licuadora de inmersión si está disponible, por lo que puede hacer la mezcla allí mismo en el bote.

8. Una vez hecho puré, vuelva a poner la sopa en la olla y revuelva. Tenga en cuenta que la sopa se espesa y se vuelve cremosa.

9. A continuación, agregue sal y pimienta al gusto junto con el jugo de limón. Revuelva bien.

10. Agregue el pollo rallado y mezcle de nuevo.

11. Sirva con el tocino y las cebollas verdes para adornar.

TABLA NUTRICIONAL	
Tamaño de la porción	1 taza
calorías	155 cal
grasas	4 g
carbohidratos	41 g
proteína	8 g

Receta # 8 - Pollo Zoodle Faux Pho

Porciones: 1

Ingredientes

- 2 dientes de ajo, aplastados

- ⅓ taza de cebolla verde picada fina

- 1 cucharada de petróleo

- 2 tazas de champiñones (preferiblemente Shiitake), en rodajas

- 4 tazas de caldo de hueso de pollo

- ½ taza de leche de coco

- 2 cucharaditas de jengibre rallado

- 2 cucharadas de jugo de limón recién exprimido

- 1 cucharada de salsa de pescado Red Boat

- 1-2 zanahorias, peladas y desmenuzadas y ¼ taza de cilantro picado

- 1 libra de pollo deshuesado y sin piel, en cubos

- 2 tazas de fideos de calabacín

Direcciones

1. En una olla grande, caliente el aceite a fuego medio.

2. Saltee el ajo, el jengibre, los champiñones, la cebolla y la zanahoria rallada por unos 3 minutos.

3. Luego agregue el caldo, la salsa de pescado y la leche de coco.

4. Reduzca el fuego mientras se deje hervir a fuego lento.

5. Agregue el pollo y deje hervir a fuego lento durante otros 7-10 minutos.

Receta # 9 - Crock Pot Pho

Porciones: 2

Ingredientes

* Media cebolla

* 4 libras de huesos de ternera

* 2 1/2 cucharadas de salsa de pescado o al gusto

* 4 pulgadas de jengibre, en rodajas

* 16 onzas de fideos de arroz frescos o secos

* 9 tazas de agua

* 1 cucharadita de azúcar

* 1 paquete de especias de Pho o prepare estas especias: 2 ramas de canela, 1 cdta. de hinojo, 2 cucharaditas de cilantro entero, 3 dientes de ajo enteros, 3 anís estrellado y 1 vaina de cardamomo

Para los cuencos de Pho:

- 11 onzas de bolas de carne de vacuno vietnamitas cortadas a la mitad.

- 1/2 libra de flanco, *London broil,* solomillo u ojo de filete redondo, cortado tan finamente como sea posible.

- 2 grandes puñados de brotes de soja

- 2-3 chiles, en rodajas

- Hierbas frescas: cilantro, albahaca tailandesa, menta

- Salsa picante de Sriracha

- 1-2 limas, cortadas en cuñas

- Salsa Hoisin

Direcciones

1. Hierva agua en una olla grande a fuego alto. Cuando empiece a hervir, agregue los huesos de carne y continúe con la ebullición durante aproximadamente 10 minutos.

2. Simultáneamente, precaliente la sartén a fuego medio-bajo. Agregue las especias del Pho y tostadas vietnamitas durante unos 2-3 minutos o hasta que salga el aroma.

3. Mueva las especias a una olla de cocción lenta. Regrese la sartén a fuego medio-alto y agregue una cucharada de aceite. Una vez que el aceite esté caliente, agregue las rebanadas de jengibre y la mitad de la cebolla. Voltee para dorar ambos lados. Agregue la cebolla y el jengibre a la olla eléctrica. Drene y deseche el agua de los huesos precocidos y enjuáguelos para limpiar.

4. Agregue los huesos a la olla de cocción lenta y fíjelos con agua dulce, aproximadamente 1 ½ pulgadas justo debajo de la superficie. Luego también, agregue el azúcar y el pescado. Con la cubierta de la tapa, configure la cocción lenta

durante aproximadamente 8 horas. Sabor y temporada.

5. Cuando esté listo, prepare el resto de los ingredientes para los cuencos de Pho. Hierva una olla de agua y agregue las bolas de carne tan pronto como llegue al punto de ebullición y cocínelas durante unos 2 minutos. Retire las bolas mientras el agua sigue hirviendo.

6. Cocine los fideos según las instrucciones del paquete. Cuando use fideos frescos, agregue un par de minutos para hervir y luego drene.

7. Prepare 4 tazones vacíos grandes en el mostrador y llénelos con fideos, base de carne de res y finas lonchas de carne divididas uniformemente entre los tazones. Agregue el caldo Pho en cada tazón y asegúrese de que el caldo esté lo suficientemente caliente como para cocinar las rebanadas delgadas de carne antes de servir. Adorne con rodajas de

limón, chiles y hierbas frescas. Sirva el plato con salsa Hoisin y salsa de chile Sriracha.

TABLA NUTRICIONAL	
Tamaño de la porción	1 taza
calorías	340 cal
grasas	15 g
carbohidratos	3 g
proteína	20 g

Receta # 10 - Sopa cremosa de brócoli

Porciones: 2

Ingredientes

* 2 dientes de ajo

* 1 patata, pelada y cortada en cubos de aproximadamente 1.5cm

* 1 taza de leche (baja en grasa)

* 2 tazas de caldo de verduras

* 1 cebolla blanca o marrón cortada

* 1 cabeza grande de brócoli

* ½ taza de agua

* Sal y pimienta

Direcciones

1. Rompa los floretes de brócoli en trozos. Deseche el tallo principal y corte los otros tallos en trozos del tamaño de un pulgar.

2. Coloque los ingredientes excepto la leche, el pimiento y la sal en una olla y tápelos hasta que hiervan. Una vez que hierva, reduzca el fuego a medio y deje hervir a fuego lento durante 8-10 minutos.

3. Retire la tapa y agregue la leche y luego vuelva a hervir

4. Cocinarlo por más tiempo a fuego medio espesa la salsa. Sazone al gusto.

TABLA NUTRICIONAL	
Tamaño de la porción	1 taza
calorías	300 cal
grasas	22 g
carbohidratos	18 g
proteína	4 g

Batidos, jugos y otras bebidas desintoxicantes

Receta # 11- Ginger Ale natural

El Ginger Ale está naturalmente fermentada y está llena de probióticos y enzimas beneficiosas para ayudarle a mantener su salud intestinal o reparar su intestino permeable.

Porciones: 1

Ingredientes

* 1 pedazo de jengibre (alrededor de 1-2 pulgadas)

* ½ taza de azúcar orgánica o agregue melaza si usa azúcar regular

* ½ cucharadita de sal marina o sal del Himalaya

* ½ taza de extracto de limón fresco o jugo de lima

* ½ taza de agua filtrada (sin cloro)

- ½ taza de bizcocho de jengibre casero o ¼ de taza de suero de leche

TABLA NUTRICIONAL	
Tamaño de la porción	1 botella
calorías	170 cal
grasas	0 g
carbohidratos	42 g
proteína	0 g

Receta # 12- Kéfir de agua de coco

Porciones: 1

Ingredientes

* 4 tazas de agua de coco

* ¼ taza de kéfir de agua

Direcciones

1. En un tarro, mezcle todos los ingredientes y coloquelos en un mostrador. Déjelos ahí por 1-2 días. Después de 7 días, revise el kéfir con agua de coco. Pruebe y si se vuelve agrio, entonces está listo. Si todavía esta dulce, déjelo por otro día.

2. Guárdelo en el refrigerador y sirva frío. Agregue un chorrito de jugo de limón para darle más sabor.

TABLA NUTRICIONAL	
Tamaño de la porción	100 ml
calorías	28 cal
grasas	0 g
carbohidratos	0,5 g
proteína	0,2 g

Receta # 13 - Detox de jugo de naranja

Porciones: 1

Ingredientes

* Extracto de un jugo de naranja recién exprimido

* Agua filtrada

* 1/2 cucharadita de *Culture Starter* o 2 cucharadas de suero de leche

* Sal marina

* Direcciones

* Prepare aproximadamente 2 ½ tazas de jugo de naranja recién exprimido

* Agregue ½ cucharadita de *Culture Starter* o aproximadamente 2 cucharadas de suero de leche. Añada una pizca de sal.

* Llene el recipiente con una taza de agua (a temperatura ambiente y filtrada). Deje aproximadamente una pulgada de espacio.

- Cúbralo y agite rápidamente. Déjelo durante aproximadamente 48 horas a temperatura ambiente.

- Enfríe en la nevera y disfrute.

TABLA NUTRICIONAL	
Tamaño de la porción	1 taza
calorías	59 cal
grasas	0 g
carbohidratos	14 g
proteína	1 g

Receta # 14 - Jengibre y té de olmo

Porciones: 1

Ingredientes

*   1 cucharadita de polvo de olmo resbaladizo

*   1 cucharadita de raíz de jengibre fresco

*   2 tazas de agua purificada

Direcciones

1. Ralle el jengibre fresco y prepare su tetera.

2. Agregue 2 tazas de agua y lleve a ebullición.

3. Pase a través de un colador para separar los residuos.

4. Agregue el polvo de olmo resbaladizo y revuelva.

TABLA NUTRICIONAL	
Tamaño de la porción	1 cucharadita
calorías	5 cal
grasas	0 g
carbohidratos	1,2 g
proteína	0 g

Receta # 15 - Batido de curación intestinal

Porciones: 1

Ingredientes

* 1-2 tazas de leche de coco con leche entera o leche de almendras

* 2 plátanos congelados, cortados en trozos

* 1 cucharada, jengibre recién rallado

* 1/2 cucharada de polen de abeja

* 1/2 cucharada de semillas de chía o de lino

* 2 cucharadas de proteína de colágeno o proteína de suero de leche

* 2 tazas de espinacas

* 2 tazas de col rizada

* 1/2 aguacate

* 1 cucharada de corazones de cáñamo

* 1 cucharada de miel cruda o miel de manuka

Direcciones

1. Coloque los ingredientes en una licuadora y mezcle hasta que esté suave. (aproximadamente 2-3 minutos).

2. Sirva con hielo.

TABLA NUTRICIONAL	
Tamaño de la porción	2 tazas
calorías	375 cal
grasas	40 g
carbohidratos	26 g
proteína	13 g

Receta # 16 - Leche de cúrcuma antiinflamatoria

Porciones: 1

Ingredientes

* ½-3/4 cdta de jengibre

* ½ taza de crema de coco con ½ taza adicional de agua filtrada o 1 taza de leche de coco

* 1 a 2 cucharaditas miel al gusto

* ½-3/4 cdta de cúrcuma

* Pizca de pimienta recién molida

* Otras posibles adiciones:

* ¼ cucharadita de canela

* ½ cucharadita cardamomo

Direcciones

1. En una sartén, caliente a fuego medio bajo la crema de coco y la leche de agua / coco, la cúrcuma, el jengibre y la pimienta molida hasta

que hierva a fuego lento. Retire del fuego y deje reposar la mezcla durante 10-20 minutos para mejorar el sabor.

2. Recaliente hasta que esté lo suficientemente caliente y agregue miel al gusto. ¡Disfrute!

TABLA NUTRICIONAL	
Tamaño de la porción	12 onzas.
calorías	130 cal
grasas	1 g
carbohidratos	30,1 g
proteína	3,7 g

Receta # 17 - Jugo de pepino/cilantro

Porciones: 1

Ingredientes

* 1 pulgada de raíz de jengibre

* 1 jícama

* 1 pepino

* 1 lima

* Un puñado de cilantro

* 2 onzas de aloe vera (opcional)

TABLA NUTRICIONAL	
Tamaño de la porción	1 pepino
calorías	28 cal
grasas	0,3 g
carbohidratos	7,7 g
proteína	1,4 g

Receta # 18 - Bebida de pepino y de menta

Porciones: 1

Ingredientes

- 1 pepino

- ½ cabeza de hinojo

- 2 puñados de hojas de menta

- ½ limón

TABLA NUTRICIONAL	
Tamaño de la porción	2.24 oz.
calorías	35 cal
grasas	0 g
carbohidratos	8 g
Proteína	0 g

Receta # 19 - Batido revitalizante de papaya

Porciones: 1

Ingredientes

* La mitad de una papa pequeña

* 1 plátano

* 1 rodaja de limón

TABLA NUTRICIONAL	
Tamaño de la porción	1 ¼ vaso
calorías	176 cal
grasas	1 g
carbohidratos	42 g
proteína	3 g

Receta # 20 - Bebida verde

Porciones: 1

Ingredientes

* 1 pepino
* Jengibre rebanada de 1 pulgada
* 1 cabeza de hinojo
* 1-2 puñados de hojas de menta
* ½-1 limón (opcional)

Cómo hacer un batido de fruta / vegetales

* Limpie cada fruta y verdura. Retire los núcleos y la piel si es necesario antes de cortarlos en trozos pequeños. Cortar las frutas en cubos de una pulgada hará que sea más fácil mezclar y maximizar la extracción de jugo. Para frutas duras como manzanas, agregue media taza de agua por cada cuatro manzanas. Puede agregar más agua más tarde cuando use la licuadora tradicional

cuando sea necesario de acuerdo con la consistencia deseada.

- Coloque los ingredientes duros primero y doble la configuración de puré durante algunas horas. Luego agregue otros ingredientes y continúe mezclando hasta alcanzar la consistencia deseada. Coloque en la nevera para que se enfríe antes de servir.

TABLA NUTRICIONAL	
Tamaño de la porción	1 taza
calorías	40 cal
grasas	0 g
carbohidratos	8 g
proteína	2 g

Recetas de alimentos anti-permeables para el intestino

Receta # 21- Súper hamburguesa

Porciones:

Ingredientes

* 1¼ lbs de carne de res molida alimentada con pasto

* ¼ taza de mostaza orgánica

* ½ taza de chucrut orgánico escurrido

* ½ cabeza de lechuga orgánica

* ½ taza de berro

* ½ una cebolla blanca orgánica, en rodajas

* Sal marina del Himalaya al gusto

Dirección

1. Caliente la parrilla a fuego medio-alto. Forme la carne en cuatro hamburguesas de ¼ de pulgada de grosor. Sazone con sal.

2. Cocine las hamburguesas hasta la preparación deseada.

3. Use las hojas de lechuga como los "panecillos de sándwich" y agregue las hamburguesas, la cebolla, el berro, la mostaza y el chucrut.

beneficios: Usted obtendrá buenas grasas antiinflamatorias como CLA y omegas de la hamburguesa alimentada con pasto, probióticos y fitonutrientes de las verduras, y buenas bacterias del chucrut, ¡todo en una sola comida!

TABLA NUTRICIONAL	
Tamaño de la porción	1 hamburguesa
calorías	40 cal
grasas	3 g
carbohidratos	5 g
Proteína	2 g

Receta # 22 - salmón con hierbas

porciones:

Ingredientes

Para el salmón:

- 2 x 6 oz de filetes de salmón

- 1 cucharada de harina de coco

- 2 cucharadas de perejil fresco o seco

- 1 cucharada de mostaza de Dijon

- 1 cucharada de aceite de oliva

- Sal y pimienta

Para la ensalada:

- 2 tazas de rúcula

- ¼ cebolla roja, finamente rebanada

- 1 cucharada de vinagre de vino blanco

- Jugo de 1 limón

- 1 cucharada de aceite de oliva

- Sal y pimienta

Direcciones

1. Precaliente el horno a 450 ° F.

2. Mientras tanto, ponga el pescado en una bandeja para hornear forrada con papel de aluminio o pergamino.

3. Cubra el pescado con mostaza y aceite de oliva y frótelo en los filetes.

4. Mezcle la harina, el perejil, la sal y la pimienta en un tazón pequeño.

5. Con una cuchara, espolvoree la mezcla en los filetes. Suavemente deles palmaditas en los filetes.

6. Cocine durante aproximadamente 10-15 minutos o de acuerdo con su punto de cocción deseado.

7. Mientras cocina los filetes, mezcle todos los ingredientes de la ensalada en una ensaladera grande.

8. Una vez que los filetes estén listos, cúbralos con la ensalada y sírvalos.

TABLA NUTRICIONAL	
Tamaño de la porción	1 filete
calorías	455 cal
grasas	22,7 g
carbohidratos	12 g
Proteína	33 g

Receta # 23 - Desayuno de huevos y de carne

Porciones: 4

Ingredientes

* 8 oz de cerdo o cordero molido

* 10 tomates cherry a la mitad

* 2 tazas de verduras abundantes (como berza, acelga o col rizada)

* 1 taza de zanahorias o batatas, ralladas

* 4 huevos batidos

* Sal marina y pimienta

* Aguacate y cebollín para decorar

Direcciones

1. En una sartén antiadherente, dore el cerdo o el cordero a fuego medio. Agregue las zanahorias ralladas (o batatas) y las verduras. Continúe cocinando durante aproximadamente 3 minutos o

hasta que las verduras se hayan marchitado. Coloque los tomates y revuelva durante aproximadamente medio minuto.

2. Baje el fuego a medio-bajo, agregue los huevos batidos y revuelva. Condimente con sal y pimienta. Cubra con la guarnición preferida y sirva.

TABLA NUTRICIONAL	
Tamaño de la porción	1 taza
calorías	208 cal
grasas	57 g
carbohidratos	30 g
Proteína	51 g

Receta # 24 - Pollo al curry con coco

Porciones: 1

Ingredientes

*   1 pechuga de pollo, cocida y cortada en piezas del tamaño de un bocado

*   1 x 13.5 oz lata de leche de coco con toda su grasa

*   1 cucharada de aceite de oliva

*   1 camote, pelado y picado en medio cubos

*   2 dientes de ajo, picados

*   ½ taza de cebollas verdes picadas

*   ½ cucharada de cúrcuma

*   1 cucharada de cilantro

*   ½ cucharada de comino

*   ½ cucharadita de cebolla en polvo

*   Una cebolla cortada en cubitos

*   Tallos de apio picados

*   1 taza de agua

- 1 cucharadita sal

- 1 aguacate en rodajas para decorar

Direcciones

1. Coloque una sartén grande a fuego medio y vierta el aceite.

2. Agregue el ajo picado y dórelos ligeramente.

3. Agregue las cebollas, vierta más aceite (si lo desea) y cocine hasta que las cebollas sean translúcidas.

4. A continuación, agregue la cebolla en polvo, el comino, la cúrcuma y el cilantro. Mezcle las hierbas y agregue las papas, el apio y las cebollas verdes.

5. Vierta una taza de agua y una cucharadita de sal. Hierva hasta que las papas estén tiernas.

6. Agregue el pollo y la leche de coco. Déjelo cocer a fuego lento durante varios minutos.

7. Cubra con rebanadas de aguacate antes de servir.

TABLA NUTRICIONAL	
Tamaño de la porción	1 taza
calorías	421 cal
grasas	26,6 g
carbohidratos	11,2 g
Proteína	36,1 g

Receta # 25 - Batatas rellenas de tocino

Porciones: 1

Ingredientes

* 2 tazas de espinacas frescas
* 2 batatas medianas, cocidas, calentadas y partidas a la mitad
* 1 cebolla dulce grande, en rodajas
* 4 rebanadas de tocino
* 1 aguacate en cubos
* 1 cebollín picado
* 3 dientes de ajo, en rodajas
* 1 cucharada de aceite de coco

Direcciones

1. Ponga una sartén grande a fuego medio y cocine las rebanadas de tocino hasta que estén crujientes. Una vez cocidas, transfiérelas a un plato y déjelo a un lado. No quite la grasa de la sartén.

2. Ponga una cucharada de aceite de coco en la sartén y agregue el ajo y la cebolla. Cocine a fuego medio,

revolviendo con frecuencia hasta que las cebollas se hayan caramelizado.

3. Retire la mezcla de ajo y cebolla de la sartén y déjela a un lado.

4. Coloque las espinacas en la sartén y cocine hasta que las hojas se hayan marchitado.

5. Coloque las batatas en rodajas en un plato para servir. Adorne con la mezcla caramelizada de cebolla y ajo, la mitad de las espinacas, dos rebanadas de tocino y la mitad del aguacate. Sirva mientras esté caliente.

TABLA NUTRICIONAL	
Tamaño de la porción	1 taza
calorías	340 cal
grasas	14,6 g
carbohidratos	38,2 g
Proteína	14,6 g

Receta # 26 - Calabacín carnoso con cebolla y champiñones

Porciones: 1

Ingredientes

* 1 calabacín pequeño en rodajas finas

* 1 lb de bisonte molido

* 1 cebolla blanca pequeña, en rodajas finas

* 3 cucharadas de harina de coco

* 1 cucharada de albahaca seca

* 1 cucharada de cebolla en polvo

* 1 cucharada de ajo en polvo y 1 cucharadita de sal marina

* 2 cucharadas de tapenade de aceituna Kalamata-opcional

* 10 champiñones, en rodajas finas-opcionales

Direcciones

1. Precaliente el horno a 400 ° F.

2. En un recipiente mediano, prepare el bisonte molido, la cebolla blanca, el polvo de cebolla, la albahaca seca, el ajo en polvo y la sal. Deje de lado.

3. En la parte inferior de una sartén grande de hierro fundido, presione la mezcla de carne lo más finamente posible.

4. Cubra la mezcla de carne con la extensión de oliva en una capa delgada. A continuación, distribuya uniformemente las rodajas de calabacín, cebolla y champiñones.

5. Hornee por unos 25 minutos o hasta que los vegetales estén tiernos y la carne esté bien cocida.

TABLA NUTRICIONAL

Tamaño de la porción	1 rebanada
calorías	411 cal
grasas	17 g
carbohidratos	41 g
Proteína	23 g

Receta # 27 - Sándwich de tortilla de pavo

Porciones: 2

Ingredientes

* 8 rebanadas de pavo, en rodajas finas

* 2 tortillas sin granos

* 4 hojas de lechuga romana

* ½ taza de brotes de alfalfa ½ taza de zanahorias ralladas

* 1 aguacate, sin hueso y en rodajas

* 2 cucharadas de mostaza de vinagre de sidra de manzana orgánica

Direcciones

1. En una sartén seca, caliente las tortillas hasta que estén suaves.

2. Distribuya la mitad de las rodajas de aguacate sobre las tortillas y extienda la mostaza sobre ellas.

3. Encima de la mezcla de aguacate y mostaza, coloque cuatro rebanadas de pavo por tortilla.

4. Coloque las hojas de lechuga en la parte superior de las rodajas de pavo junto con las zanahorias y los brotes.

5. Doble las tortillas por la mitad o siéntase libre de usar otra por cada tortilla para cubrir.

TABLA NUTRICIONAL	
Tamaño de la porción	1 sándwich
calorías	285,7 cal
grasas	12,6 g
carbohidratos	26,6 g
Proteína	16,5 g

Receta # 28- Ensalada de pepino y de cangrejo

Porciones: 2

Ingredientes

* 5 oz trozos de carne de cangrejo, cocidos y refrigerados

* 1 pepino en rodajas finas

* 2 tallos de apio en rodajas finas

* ¼ taza de cebolla roja finamente rebanada

* 2 cucharadas de néctar de coco

* 2 cucharadas de aminos de coco

* 2 cucharadas de jugo de limón

* 1 cucharada de aceite de sésamo tostado

* 12 onzas de fideos de Kelp-opcional

Direcciones

131

1.   Agregue todos los ingredientes en una ensaladera grande. Mezcle todo para combinar.

2.   Agregue los fideos de kelp y deje que se enfríen antes de servir.

TABLA NUTRICIONAL	
Tamaño de la porción	1 taza
calorías	201 cal
grasas	6 g
carbohidratos	11 g
proteína	26 g

Receta # 29 - Ensalada simple de brócoli

Porciones: 2

Ingredientes

- 3 tazas de florecillas de brócoli
- 2 tazas de tallos de brócoli, rallados
- 1 taza de mayonesa paleo
- ½ taza de pasas doradas
- ½ taza de cebollas verdes, picadas
- ½ taza de semillas de girasol
- 2 cucharadas de vinagre de vino tinto

Direcciones

1. Mezcle las cebollas verdes, las pasas doradas, las semillas de girasol, las flores de brócoli y los tallos rallados y en una ensaladera grande.

2. Agregue el vinagre y revuelva.

3. Agregue la mayonesa y mezcle hasta que esté bien combinado. Enfríe antes de servir.

TABLA NUTRICIONAL	
Tamaño de la porción	1 taza
calorías	25 g
grasas	0 g
carbohidratos	4 g
proteína	2 g

Receta # 30 - Ensalada israelí con pollo a la parrilla

Porciones: 2

Ingredientes

* 1 pepino inglés, picado

* 2 tomates extra grandes, picados

* 1 pimiento rojo, picado

* 1 pimiento amarillo, picado

* ½ cebolla roja mediana, picada

* ½ taza de hierbas, picadas

* 4 cucharadas de aceite de oliva

* Jugo de ½ limón (o al gusto)

* La cáscara de un limón

* Sal y pimienta

* Pollo a la parrilla, para servir

* Note: Puede elegir entre perejil italiano, cilantro, menta o una mezcla de éstos.

Direcciones

1. Coloque todos los ingredientes juntos en una ensaladera grande. Mezcle hasta que los ingredientes estén completamente combinados.

2. Sirva con el pollo a la parrilla.

TABLA NUTRICIONAL	
Tamaño de la porción	1 gramo
calorías	204 cal
grasas	15 g
carbohidratos	3 g
proteína	13 g

Receta # 31 - Trucha ahumada con limón

Porciones: 2

Ingredientes

* 5 huevos

* 200 g de filete de trucha ahumada

* 2 cucharaditas de jugo de limón

* 1 cucharadita de cáscara de limón

* 1 cucharada de Ghee o aceite de coco

* Sal y pimienta

* 2 cuñas de limón, para servir

Dirección

1. Bata los huevos, el jugo de limón y la ralladura en un tazón.

2. Caliente en una sartén a fuego medio alto y caliente el ghee o el aceite de coco.

3. Agregue los huevos y cocine hasta que estén suaves.

4. Condimente con sal y pimienta. Sirva con la trucha ahumada y las rodajas de limón en un lado.

TABLA NUTRICIONAL	
Tamaño de la porción	1 0 0 gramos
calorías	206 cal
grasas	8 g
carbohidratos	0,4 g
proteína	31,3 g

Receta # 32 - Fideos de calabacín

Porciones: 2

Ingredientes

* 2 calabacines grandes lavados y secos

* 1 cucharada de aceite de coco

* Sal marina y pimienta

Direcciones

1. Corte el calabacín en tiras finas con una rebanadora de mandolina para hacer "fideos".

2. Ponga los fideos en un colador y generosamente espolvoree con sal marina.

3. Déjelos a un lado durante aproximadamente 20 minutos o hasta que la humedad de los fideos haya sido eliminada.

4. Después del tiempo asignado, seque los fideos con una toalla de papel.

5. Coloque la sartén a fuego medio y derrita el ghee. Una vez caliente, agregue los fideos y mezcle durante aproximadamente uno o dos minutos hasta que estén cocidos.

6. Sirva con su salsa de pasta favorita.

TABLA NUTRICIONAL	
Tamaño de la porción	4 onzas.
calorías	90 cal
grasas	8 g
carbohidratos	4 g
proteína	1 g

Receta # 33 - Ensalada Zesty con pasteles de pescado

Porciones: 2

Ingredientes

Para los pasteles de pescado:

* 750 g de pescado blanco, cortado en cubitos

* 2 huevos

* 4 cebollas de primavera (solo la parte verde), rebanadas

* 1 chili rojo largo, picado

* 1 ½ tazas de nueces de macadamia

* 1 diente de ajo, picado

* 1 cucharada de vinagre de sidra de manzana

* 1 cucharada de aceite de coco

* 1 cucharada jugo de lima

Para la ensalada:

- 4 hojas de lechuga Iceberg

- ½ pepino grande, en rodajas

- Un puñado de tomates Cherry

- Un puñado de menta vietnamita

- 2 cucharadas de aceite de oliva

- 2 cucharadas de jugo de lima

- ½ lima

Direcciones

1. Coloque el pescado, 1 huevo, cebolleta, jengibre, chile, ajo y jugo de lima en un procesador de alimentos. Procese hasta que obtenga una textura suave.

2. En un tazón, bata el otro huevo. En un plato, ponga las nueces de macadamia.

3. Retire la mezcla de pescado del procesador y forme empanadas.

4. Sumerja una empanada en el huevo batido, enróllela en las nueces y colóquela en un plato. Haga este paso para todas las hamburguesas.

5. Coloque la sartén a fuego medio y derrita el ghee. Una vez caliente, fría los pasteles de pescado hasta que estén bien cocidos.

6. Para la ensalada, agregue todos los ingredientes, a excepción de la mitad de la lima, en una ensaladera grande y mezcle. Sazone al gusto.

7. Sirva la ensalada con los pasteles de pescado en la parte superior y las mitades de lima en el lado.

TABLA NUTRICIONAL	
Tamaño de la porción	1 torta
calorías	175 ca
grasas	6,5 g
carbohidratos	26,5 g
proteína	5g

Receta # 34 - Ensalada de tocino, pollo y nueces

Porciones: 2

Ingredientes

Para la ensalada:

* 1 ½ tazas de pollo cocinado y cortado en cubitos

* 2 tazas de hojas de ensalada mixtas, lavadas y escurridas

* 4 trozos de tocino sin azúcar

* 20 pacanas crudas

* 1 pimiento rojo, cortado en cubitos

Para el aderezo:

* 2 cucharadas de jugo de limón

* 2 cucharadas de aceite de oliva

* Sal y pimienta

Direcciones

1. Coloque una sartén a fuego medio y cocine el tocino. Una vez que esté frío, córtelo en trozos.

2. Mezcle el pollo, las hojas de ensalada, los trozos de tocino, las pacanas y el pimiento en una ensaladera grande.

3. En un tazón pequeño, mezcle el jugo de limón y el aceite de oliva. Condimente con sal y pimienta.

4. Rocíe la ensalada con el aderezo y mezcle de nuevo. Sirva.

TABLA NUTRICIONAL	
Tamaño de la porción	1
calorías	667,9 ca
grasas	42,3 g
carbohidratos	27,3 g
proteína	46.1

Receta # 35 - Salchicha española y huevos cocidos

porciones:

Ingredientes

* 2 salchichas al estilo español, sin gluten y sin nitratos

* 6 huevos

* 1 taza de florecillas de brócoli

* 1 pimiento rojo, cortado en cubitos

* 1 cucharadita de cilantro molido

* 1 cucharadita de comino

* 1 cucharadita de pimentón

* 1 cucharadita de Ghee o sebo

Direcciones

1. Precaliente el horno a 350 ° F.

2. Coloque una sartén antiadherente para horno a fuego medio. Caliente el aceite y derrita el ghee. Retire la piel de las salchichas y cocine.

3. Cuando las salchichas estén casi cocidas, agregue el pimiento y cocínelas durante 2 minutos. Agregue el brócoli y continúe cocinando por otros 2 minutos.

4. Agregue el comino, el cilantro y el pimentón.

5. Agregue los huevos y asegúrese de que se viertan uniformemente. Continúe cocinando por otros 2 minutos antes de ponerlos en el horno.

6. Cocine los huevos en el horno por unos 10 minutos. Sabrá que están hechos una vez que los blancos ya estén firmes. (Si desea una yema dura, deje la sartén unos minutos más). Sirva con la ensalada al lado.

TABLA NUTRICIONAL	
Tamaño de la porción	1
calorías	318 cal
grasas	24 g
carbohidratos	4 g
proteína	23 g

Receta # 36 - Brócoli a la plancha al estilo italiano

Porciones: 2-4

Ingredientes

* 2 tazas de brócoli

* 6 anchoas en aceite de oliva

* 1 chile largo rojo, finamente cortado

* 2-3 cucharadas de aceite de las anchoas

* 2 cucharadas de piñones

* Pimienta

Direcciones

1. Coloque una sartén antiadherente a fuego medio y agregue el aceite más el chile rojo.

2. Agite durante aproximadamente medio minuto.

3. Agregue las anchoas y continúe revolviendo hasta que comiencen a descomponerse.

4. Agregue el brócoli, aún revolviendo continuamente, hasta que todo esté mezclado.

5. Baje el fuego y cubra la olla con una tapa. Deje que se cocine durante aproximadamente 5-10 minutos o hasta que el brócoli esté tierno. No dude en agregar algunas cucharadas de agua si es necesario.

6. Una vez que el brócoli esté bien, agregue los piñones y condimente con pimienta. Retire la sartén del fuego.

7. Transfiera todo los ingredientes en un bol y sirva inmediatamente.

TABLA NUTRICIONAL	
Tamaño de la porción	1 onza
calorías	4 cal
Grasas	0,2 g
carbohidratos	0,4 g
proteína	0,2 g

Receta # 37 - Desayuno de salmón ahumado

Porciones: 2

Ingredientes

* 1 filete de salmón ahumado sin azúcar ni nitrato
* Un puñado de hojas de ensalada mixtas, lavadas
* 2 huevos
* 1 ramita de eneldo, picada
* 2 cucharaditas de jugo de limón
* ½ limón
* 2 cucharaditas de aceite de oliva
* 1 cucharadita de aceite de coco

Direcciones

1. Bata los huevos en un tazón pequeño.

2. Coloque una sartén antiadherente a fuego medio y derrita el aceite de coco. Vierta los huevos y gire la sartén para cubrir uniformemente la superficie con ella. Cocine por un minuto y voltee. Continúe cocinando por otro minuto, para que ambos lados se doren.

3. Retire la tortilla del fuego y deje que se enfríe.

4. Una vez que la tortilla esté lo suficientemente fría al tacto, quítela del molde. Enróllela como una crepa y córtela en tiras delgadas.

5. Luego, coloque las hojas de ensalada y el eneldo en un bol. Vierta el aceite de oliva y el jugo de limón sobre la ensalada.

6. Rompa el filete de salmón en escamas y agregue al bol. Agregue las tiras de tortilla también. Sirva con una rodaja de limón si lo desea.

TABLA NUTRICIONAL	
Tamaño de la porción	2 onzas.
calorías	90 ca
grasas	1 g
carbohidratos	2 g
proteína	11 g

Receta # 38 - Torreta picante de camarón y aguacate

Porciones: 2

Ingredientes

* 1 taza de camarón cocido, pelado, sin colas y picado grueso
* 1 taza de aguacate, cortado en cubitos
* 1 taza de arroz con coliflor
* 1 taza de pepino, pelado y cortado en cubitos
* 1 cucharada de cilantro, finamente picado
* 1/3 taza de mayonesa paleo
* 1 cucharada de aminos de coco
* 2 cucharaditas de salsa Sriracha
* 1 cucharada de aceite de sésamo
* 1 cucharada de semillas de sésamo
* Pimienta negra

Direcciones

1. Para hacer el arroz de coliflor, procese las flores en un procesador de alimentos hasta que estén finamente picadas.

2. Mezcle el arroz de coliflor y el aceite de sésamo y luego déjelos a un lado.

3. Haga un puré con el aguacate en un tazón pequeño hasta que consiga una consistencia moderadamente gruesa. Agregue el cilantro.

4. En un recipiente diferente, mezcle los aminoácidos de camarón y coco hasta que el camarón esté bien cubierto.

5. En otro tazón, combine la mayonesa con salsa Sriracha.

6. Usando una cuchara medidora de una taza, disponga lo siguiente en capas: ¼ de taza de arroz de pepino, aguacate, camarón y coliflor. Presione ligeramente en la copa para hacer una pequeña torreta.

7. Suavemente voltee la cuchara de medición en un plato. Suelte con un ligero toque en la parte inferior de la pala. Haga esto con los ingredientes restantes.

8. Adorne cada torreta con una mezcla de Sriracha y mayonesa, semillas de sésamo y pimienta.

TABLA NUTRICIONAL	
Tamaño de la porción	1 taza
calorías	52,5 cal
grasas	1,1 g
carbohidratos	9,1 g
proteína	1,3 g

Receta # 39 - Lubina al horno con aderezo de alcaparra de limón

Porciones:

Ingredientes

Para la lubina:

* 4 x 100 g (o 4oz.) de filetes de lubina

* Aceite de oliva, para cepillar

Para el aderezo de alcaparras:

* 2 cucharadas de alcaparras pequeñas

* 2 cucharadas de perejil de hoja plana (más algunas hojas extra)

* Cáscara de 1 limón

* 2 cucharadas de jugo de limón

* 2 cucharaditas de mostaza Dijon, sin gluten

* 3 cdas de aceite de oliva virgen extra

Direcciones

1. Para el aderezo, combine las alcaparras, el jugo de limón, la cáscara de limón, la mostaza, el aceite de oliva y una cucharada de agua. Recuerde dejar fuera el perejil ya que el ácido del limón solo se desvanecerá.

2. Precaliente el horno a 220 ° C.

3. Alinee una bandeja para hornear con pergamino o papel de aluminio. Coloque el pescado con la piel hacia arriba. Cepille la piel con aceite y sazone con sal. Cocine durante aproximadamente 7 minutos o hasta que la carne del bajo se vuelva escamosa cuando se prueba con un cuchillo.

4. Una vez cocinado, transfiere el pescado a un plato. Cubra con el aderezo y perejil antes de servir.

TABLA NUTRICIONAL

Tamaño de la porción	8 oz.
calorías	243 cal
grasas	5 g
carbohidratos	12 g
proteína	1 g

Receta # 40 - Cuñas de tortilla de tocino - Receta de ensalada de verano

Porciones: 2-4

Ingredientes

* 200 g de lardon ahumado

* 100 g de brie, en rodajas

* La mitad de 1 pepino, sin semillas y en rodajas diagonales

* 200 g de rábano descuartizado

* Pequeño manojo de cebollín, cortado

* 6 huevos, ligeramente batidos

* 1 cucharadita de mostaza de Dijon

* 1 cucharadita de vinagre de vino tinto

* 2 cucharadas de aceite de oliva

* Pimienta negro

Direcciones

1. Encienda la parrilla y caliente una cucharadita de aceite en una olla pequeña. Coloque los lardons y cocine hasta que estén dorados y crujientes. Transfiera a un plato forrado con un paño de cocina para drenar el exceso de aceite.

2. Caliente 2 cucharaditas de aceite en una sartén antiadherente.

3. Combine los lardons, huevos, cebollín y pimienta negra molida. Vierta la mezcla en la sartén y cocine a fuego lento hasta que la tortilla quede a la mitad. Coloque el brie en la parte superior y ase a la parrilla hasta que esté dorado. Transfiera la tortilla a la placa y córtela en rodajas.

4. Mezcle la mostaza, el vinagre, el aceite restante y el aderezo en una ensaladera grande.

5. Agregue las rodajas de rábano y pepino. Sirva junto con la tortilla.

TABLA NUTRICIONAL	
Tamaño de la porción	1 tortilla
calorías	377 cal
grasas	30,7 g
carbohidratos	7,1 g
proteína	7,3 g

Receta # 41 - Salmón y espinacas con crema tártara

Porciones: 1-2

Ingredientes

- 2 filetes de salmón sin piel
- Bolsa de 250 g de espinacas
- 2 cucharadas crema fresca
- 1 cucharadita de alcaparra, escurrida
- 2 cucharadas de perejil, picado
- Jugo de ½ limón
- Rodajas de limón
- 1 cucharadita de aceite de oliva

Direcciones

1. Coloque la sartén a fuego medio y vierta el aceite. Sazone el salmón en ambos lados y fría cada lado durante unos 4 minutos o hasta que esté dorado y la carne se convierte en escamas cuando se prueba con un cuchillo. Transfiera a un plato y póngalo de lado.

2. Ponga las espinacas en la sartén y sazone. Cubra la olla con una tapa y deje que las hojas se marchiten durante aproximadamente un minuto, revolviéndolas una vez a la mitad.

3. Divida las espinacas entre dos platos y cubra con el salmón.

4. Calentiente la crema fresca en una sartén a fuego lento. Agregue el jugo de limón, el perejil, las alcaparras y el condimento. Tenga cuidado de no dejar que hierva. Vierta la salsa sobre el pescado y sirva con rodajas de limón.

TABLA NUTRICIONAL	
Tamaño de la porción	1 placa
calorías	321 cal
grasas	20 g
carbohidratos	3 g
proteína	32 g

Receta # 42 - Mezcla rápida y fácil de arroz negro

Porciones: 2

Ingredientes

* 100 g de arroz negro

* 1L de agua

* 8 tomates cherry, descuartizados

* ½ chile rojo suave, picado

* ½ pimiento rojo

* 1 cucharada de hojas verdes de cebolla de primavera, picadas

* 1 cucharadita de jengibre rallado

* 2 cucharadas de cilantro fresco, picado

* ½ cucharadita de azúcar en polvo

* Jugo de ½ limón

* 1 cucharada de salsa de pescado

* 1 cucharada de aceite de sésamo

* Sal marina y pimienta negra

Direcciones

1. Ponga el arroz en una olla con 1 litro de agua. Hierva a fuego lento durante un total de 25 minutos.

2. Mientras hierve el arroz, cocine el pimiento hasta que la piel se haya carbonizado. Deje que se enfríe un poco antes de despegar la piel. Corte el pimiento en tiras.

3. Escurra el arroz y transfiéralo a un tazón. Agregue las tiras de pimiento más los ingredientes restantes y mezcle bien el arroz. Sirva y disfrute.

TABLA NUTRICIONAL	
Tamaño de la porción	M e d i a taza
calorías	233 cal
grasas	5 g
carbohidratos	39,9 g
proteína	7 g

Receta # 43 - Gachas de avena con delicias de frutas

Porciones: 1

ingredientes

Para las cachas:

* 23 g de avena o salvado de avena

* 150ml de agua

* 2 cucharaditas de semillas de girasol

* 1 cucharadita de azúcar de vainilla

Para servir:

* 80 g de frutas mezcladas, cortadas (arándanos, fresas, frambuesas y clementinas)

* 50ml de leche de arroz

Direcciones

1. Ponga la avena y el agua en una cacerola y déjela hervir. Una vez que hierva, reduzca el fuego y déjelo cocer a fuego lento durante unos minutos.

Recuerde revolver las gachas para resaltar su textura cremosa.

2. Mientras tanto, seque las semillas en una sartén hasta que se doren.

3. Retire la cacerola que contiene las gachas de la estufa. Mezcle las semillas y la leche.

4. Adorne las gachas con frutas picadas y azúcar de vainilla antes de servir.

TABLA NUTRICIONAL	
Tamaño de la porción	1 taza
calorías	199 cal
grasas	3.5
carbohidratos	34.9
proteína	4.4

Receta # 44 - Pollo al coco con espinacas

Porciones: 2

Ingredientes

* 2 dientes de ajo, en rodajas finas

* 2 pechugas de pollo pequeñas

* 1 x 450 ml de lata de leche de coco

* 1 bolsa grande de hojas de espinaca

* Aceite de oliva

Direcciones

1. Coloque una cacerola pequeña a fuego medio y vierta una pequeña cantidad de aceite de oliva. Una vez caliente, cocine el ajo durante aproximadamente medio minuto o hasta que comience a dorarse.

2. Agregue el pollo y la leche de coco, luego cocine a fuego lento. Cocine por otros 5 minutos y cubra con una tapa.

3. Retire la cacerola del fuego y déjela reposar durante 20 minutos.

4. A continuación, corte el pollo en rodajas finas. Divida el pollo entre dos platos para servir.

5. Mientras tanto, ponga las espinacas en la cacerola y deje que hierva a fuego lento hasta que las hojas se hayan marchitado. Sazone si lo desea.

6. Cubra el pollo con los vegetales y vierta la salsa. Sirva.

TABLA NUTRICIONAL	
Tamaño de la porción	9.8 oz
calorías	420 cal
grasas	10 g
carbohidratos	36 g
proteína	44 g

Receta # 45 - Salmón de jengibre salteado

Porciones: 2

Ingredientes

*   2 cucharadas de aceite de sésamo

*   1 x 8 oz de filete de salmón salvaje, cortado en trozos grandes

*   1 zanahoria orgánica, cortada en rodajas finas

*   1 taza de guisantes

*   1 cebolleta, cortada en cubitos

*   2 cucharadas de jengibre, pelado y rallado

*   1 diente de ajo, pelado y picado

*   ¼ taza de anacardos (enteros o en trozos), asados en seco

*   Salsa de tamari sin trigo

*   Vinagre de arroz integral orgánico (o vinagre de ume ciruela)

Direcciones

1. Sazone los trozos de salmón con sal y pimienta negra.

2. Coloque una sartén grande a fuego alto y vierta el aceite de sésamo. Una vez caliente, cocine los trozos de salmón (2 minutos cada lado). Después de voltear la primera vez, agregue inmediatamente los guisantes y las zanahorias. Cuando ambos lados estén cocidos, comience a mezclar suavemente mientras agrega el ajo y el jengibre.

3. Cocine hasta que los vegetales estén tiernos.

4. Agregue algunas salpicaduras de vinagre y tamari. Cubra la olla con una tapa y déjela reposar durante uno o dos minutos. Mezcle varias veces antes de servir.

TABLA NUTRICIONAL	
Tamaño de la porción	1 servir
calorías	304 cal
grasas	19,4 g
carbohidratos	4,9 g
proteína	26 g

Receta # 46 - Fideos saludables

Porciones: 2

Ingredientes

* 1 calabacín

* 1 aguacate maduro

* 1 zanahoria

* 1 taza de guisantes

* Un puñado de semillas de calabaza

* Un puñado de menta fresca

* Un gran puñado de col rizada

* 1 cucharadita de aceite de oliva

* 1 lima o limón

* sal

Direcciones

1. Comience por hervir los guisantes. Use agua fría.

Mientras hierve los guisantes, prepare los fideos

de zanahoria y calabacín (o calabacín) con un espiralizador.

2. A continuación, coloque el aguacate, la col rizada, la menta, el aceite de oliva y la sal en un procesador de alimentos. Pulse hasta que consiga una consistencia cremosa. Una vez que los guisantes estén cocidos, agregue aproximadamente ¾ de ellos y procese de nuevo.

3. Combine la salsa de pesto con los fideos y decore con semillas de calabaza.

TABLA NUTRICIONAL	
Tamaño de la porción	3 onzas
calorías	20 cal
grasas	0 g
carbohidratos	3 g
proteína	2 g

Receta # 47 - Kombucha

Porciones: 2-4

Ingredientes

* 6 piezas de bolsas de té verde
* 1.5 tazas de té sin sabor
* 1 SCOBY (Cultura Simbiótica de Bacterias y Levadura)

Direcciones

1. Hierva agua en una olla. Retire del fuego y agregue el azúcar. Agregue bolsas de té y deje que el agua se enfríe.

2. Una vez que se haya enfriado, retire las bolsas de té y agregue el té de inicio. Esto es importante para acidificar la mezcla y evitar la formación de bacterias antes del proceso de fermentación.

3. Vierta la mezcla de inicio en una jarra y mezcle el SCOBY con las manos.

4. Asegúresee de que esté limpio. Asegure las toallas de papel sobre la parte superior de la jarra con una banda elástica para cubrir.

5. A partir del séptimo día, tome una muestra de Kombucha al gusto. Si sabe bien, puede embotellarlo o verterlo en frascos de almacenamiento para almacenar en la nevera.

6. Para agregar sabor, puede usar hierbas, frutas o jugo. Mezcle y deje reposar por 1-3 días a temperatura ambiente. Si utiliza frascos de botella, asegúrese de que no se carbonatan demasiado para que no exploten. Guárdelo en la nevera por hasta 1 mes.

TABLA NUTRICIONAL	
Tamaño de la porción	250 ml
calorías	30 cal
grasas	0 g
carbohidratos	5 g
proteína	0 g

Receta # 48 - Rollo de huevo crujiente

Porciones: 1

Ingredientes

Envolturas:

* 1/2 taza de almidón de arrurruz

* 4 huevos

* 2 cucharadas de aceite de coco

* 1 cucharada de aceite de sésamo

* 1/4 cdta de sal marina

* 3 cdas de agua

Relleno:

* 1 taza de repollo rallado

* 1 cucharadita de jengibre rallado

* 2 cucharadas de aceite de sésamo

* 1 taza de zanahorias ralladas

* 2 cucharadas de cebollas verdes, picadas

* 1 diente de ajo, picado

- 1/2 taza de champiñones en rodajas

- 2 cucharadas de aminos de coco

- 1/2 taza de brócoli, finamente picado

- 1/2 taza de pimientos rojos, cortados en cubitos

- Ghee o manteca de cerdo, para freír

Direcciones

1. Para los envoltorios, combine todos los ingredientes excepto el aceite de sésamo y colóquelos en una licuadora. Haga un puré a la velocidad más baja.

2. Precaliente una sartén antiadherente a fuego medio y vierta aceite de sésamo.

3. Además, vierta la mezcla en la sartén para formar un círculo de 4 pulgadas. Cocine durante aproximadamente un minuto y luego voltee para cocinar el otro lado.

4. Transfiera a un plato y continúe cocinando la mezcla restante para envolturas adicionales. Deje que se enfríe mientras se prepara para el relleno.

5. Para hacer el relleno, caliente el aceite de sésamo en una sartén grande. Saltee las cebollas verdes, el ajo y el jengibre. Agregue los ingredientes restantes y cocine hasta que estén suaves mientras lo revuelve continuamente. Retire del fuego y deje que se enfríe.

6. Caliente la sartén y luego agregue suficiente grasa.

7. Mientras tanto, coloque los envoltorios sobre una superficie plana y luego coloque una cucharada del relleno en el medio. Cuidadosamente enrolle la mezcla antes de ponerla en la sartén caliente. Con las tenazas, sosténgalo rígidamente hasta que la envoltura esté ajustada antes de soltarla por completo. Con cuidado, gírelo hasta que esté

igualmente dorado en todos los lados y luego transfiéralo a un plato forrado en papel toalla.

TABLA NUTRICIONAL	
Tamaño de la porción	1
calorías	190 cal
grasas	7 g
carbohidratos	25 g
proteína	3 g

Receta # 49 - Ensalada de endibia-daikon

Ingredientes

Para la ensalada:

- 2 endibias, picadas
- 4 tazas de Daikon, peladas y recién ralladas
- 2 zanahorias, peladas y ralladas
- 2 cucharadas de menta fresca, picada
- 1 cucharadita de jarabe de arroz con malta
- jugo de 1 limón
- 2 cucharadas de cilantro fresco, picado
- ½ cucharadita de Sal del mar celta

Para el aderezo:

- 1/2 cucharadita de jengibre picado
- ½ taza de Tahini
- 2 cucharadas de jarabe de arroz con malta
- La ralladura de un limón
- ½ cucharadita de canela

- ½ cucharadita cúrcuma molida

- 1 cucharadita de cilantro molido

- 1 cucharadita de comino molido

- Una pizca de pimienta de cayena

- 1 taza de leche de coco o yogur casero

- 2 cucharadas de vinagre de cidra

- Jugo de 1 limón

- Avellanas (trituradas), cilantro fresco y menta fresca para adornar

Direcciones

1. Mezcle el daikon, las endibias y las zanahorias en un tazón.

2. En un tazón grande para mezclar, combine el limón, el jarabe de malta de arroz, el cilantro, la menta y la sal. Bata todos los ingredientes.

3. Mezcle todo junto con el daikon, las endibias y zanahorias y deje que se marine durante aproximadamente 15-30 minutos.

4. En otro recipiente, prepare el aderezo mezclando la leche de coco o el yogur caseros, el jugo y la ralladura de limón, el tahini, el jarabe de arroz con malta y el vinagre de sidra de manzana. También agregue el cilantro, el comino, la cúrcuma, el jengibre, la pimienta de cayena y la canela. Mezcle bien y ponga el aderezo en el refrigerador para que se enfríe.

5. Sirva con avellana triturada, menta y cilantro.

TABLA NUTRICIONAL	
Tamaño de la porción	100 gramos
calorías	17 cal
grasas	0,2 g
carbohidratos	3,4 g
proteína	1,3 g

Receta # 50 - Pasta de calabacín con salchicha y salsa de ajo asado

Porciones: 1

Ingredientes

*   2 calabacines pequeños, cortados

*   2 cucharadas de ajo asado

*   2 cucharadas de aceite de oliva

*   1/4 taza de leche de coco sin aditivos o yogur casero

*   2 salchichas sin azúcar, totalmente cocidas

*   Sal al gusto

Direcciones

1. Prepare una olla pequeña de agua y hierba. Agregue la pasta de calabacín en el agua hirviendo y cocínelo durante aproximadamente un minuto para ablandarlo. Retire del fuego y escurra la pasta.

2. En una sartén pequeña para saltear, caliente el aceite de oliva a fuego medio. Retire la envoltura de la salchicha, aunque se despegue, una vez que la salchicha se enfríe. Corte y cocine las salchichas en aceite de oliva hasta que se doren. Retire de la sartén y reserve para enfriar.

3. Con el aceite de oliva restante en la sartén, agregue el ajo tostado y la leche de coco.

4. Caliente a fuego lento y sazone la salsa con sal al gusto.

5. Prepare la pasta y las salchichas y cubra el plato con la salsa tibia. ¡Disfrute!

TABLA NUTRICIONAL	
Tamaño de la porción	4 onzas
calorías	220 cal
grasas	20 g
carbohidratos	5 g
proteína	11 g

Últimas palabras

¡Gracias nuevamente por comprar este libro! Realmente espero que este libro pueda ayudarle.

El siguiente paso es que se una a nuestro boletín informativo por correo electrónico para recibir actualizaciones sobre cualquier próximo lanzamiento o promoción de un libro nuevo. ¡Usted puede registrarse de forma gratuita y, como beneficio adicional, también recibirá nuestro libro "7 Errores de salud y de entrenamiento físico que no sabe que está cometiendo"! Este libro de bonificación analiza muchos de los errores de estado físico más comunes y desmitifica muchas de las complejidades y la ciencia de ponerse en forma. ¡Tener todo este conocimiento y ciencia de la actividad física organizados en un libro paso a paso le ayudará a comenzar en la dirección correcta en su viaje de entrenamiento! Para unirse a nuestro boletín gratuito por correo electrónico y tomar su libro gratis, visite el enlace y regístrese:

www.hmwpublishing.com/gift

Finalmente, si usted ha disfrutado este libro, me gustaría pedirle un favor. ¿Sería tan amable de dejar una reseña para este libro? ¡Podría ser muy apreciado!

¡Gracias y mucha suerte!

Sobre el co-autor

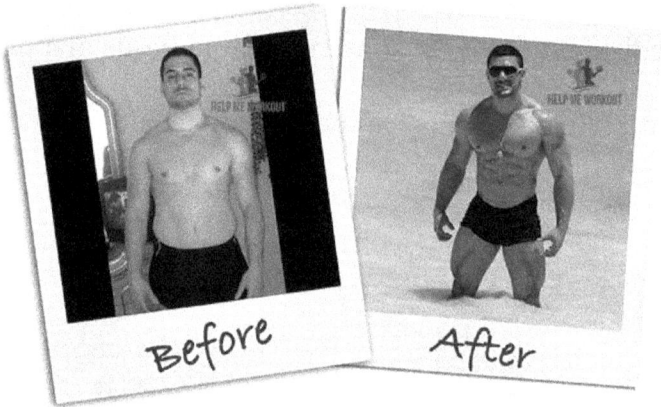

Before   After

Mi nombre es George Kaplo; Soy un entrenador personal certificado de Montreal, Canadá. Comenzaré diciendo que no soy el hombre más grande que usted conocerá y este nunca ha sido mi objetivo. De hecho, comencé a entrenar para superar mi mayor inseguridad cuando era más joven, que era mi autoconfianza. Esto se debió a mi altura que medía sólo 5 pies y 5 pulgadas (168 cm). Me empujó hacia abajo para intentar cualquier cosa que siempre quise lograr en la vida. Puede que usted esté pasando por algunos desafíos en este momento, o simplemente puede querer ponerse en forma, y ciertamente puedo relacionarme.

Después de mucho trabajo, estudios e innumerables pruebas y errores, algunas personas comenzaron a notar cómo me estaba poniendo más en forma y cómo comenzaba a interesarme mucho por el tema. Esto hizo que muchos amigos y caras nuevas vinieran a verme y me pidieran consejos de entrenamiento. Al principio, parecía extraño cuando la gente me pedía que los ayudara a ponerse en forma. Pero lo que me mantuvo en marcha fue cuando comenzaron a ver cambios en su propio cuerpo y me dijeron que era la primera vez que veían resultados reales. A partir de ahí, más personas siguieron viniendo a mí, y me hizo darme cuenta después de tanto leer y estudiar en este campo que me ayudó pero también me permitió ayudar a otros. Ahora soy un entrenador personal totalmente certificado y he entrenado a muchos clientes que han logrado conseguir resultados sorprendentes.

Hoy, mi hermano Alex Kaplo (también Entrenador Personal Certificado) y yo somos dueños y operadores de esta empresa editorial, donde traemos autores apasionados y expertos para escribir sobre temas de salud y ejercicio. También tenemos un sitio web de ejercicios en línea llamado "HelpMeWorkout.com" y me gustaría conectarme con usted invitándolo a visitar el sitio web en la página siguiente y registrarse en nuestro boletín electrónico (incluso obtendrá un libro gratis). Por último, si usted está en la posición en la que estuve una vez y quiere orientación, no lo dude y pregúnteme ... ¡Estaré allí para ayudarle!

Su amigo y entrenador,

George Kaplo

Entrenador Personal Certificado

Consigua otro libro gratis

Quiero agradecerle por comprar este libro y ofrecerle otro libro (largo y valioso como este libro), "Errores de salud y de entrenamiento físico que no sabe que está cometiendo", completamente gratis. Desafortunadamente este libro solo está disponible en inglés. Aún espero que disfrute este regalo.

Visite el siguiente enlace para registrarse y recibirlo: www.hmwpublishing.com/gift

En este libro, voy a desglosar los errores más comunes de salud y de entrenamiento físico que probablemente esté cometiendo en este momento, y le revelaré cómo puede llegar fácilmente a la mejor forma de su vida.

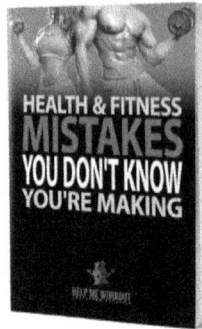

Además de este regalo, también tendrá la oportunidad de conseguir nuestros nuevos libros de forma gratuita, entrar en sorteos y recibir otros correos electrónicos de mi parte. De nuevo, aquí está el enlace para registrarse: www.hmwpublishing.com/gift

Copyright 2018 de HMW Publishing - Todos los derechos reservados.

Este documento de HMW Publishing, propiedad de la compañía A & G Direct Inc, está orientado a proporcionar información exacta y confiable con respecto al tema y el tema cubierto. La publicación se vende con la idea de que el editor no está obligado a prestar servicios calificados, oficialmente autorizados o de otro modo calificados. Si es necesario un consejo, legal o profesional, se debe ordenar a un individuo practicado en la profesión.

De una Declaración de Principios que fue aceptada y aprobada por igual por un Comité del American Bar Association y un Comité de Editores y Asociaciones. De ninguna manera es legal reproducir, duplicar o transmitir cualquier parte de este documento en forma electrónica o impresa. La grabación de esta publicación está estrictamente prohibida, y no se permite el almacenamiento de este documento a menos que cuente con el permiso por escrito del editor. Todos los derechos reservados.

La información provista en este documento se afirma que es veraz y coherente, en el sentido de que cualquier responsabilidad, en términos de falta de atención o de otro tipo, por el uso o abuso de cualquier política, proceso o dirección contenida en el mismo es responsabilidad absoluta y exclusiva del lector receptor. Bajo ninguna circunstancia se responsabilizará o responsabilizará legalmente al editor por cualquier reparación, daño o pérdida monetaria debido a la información contenida en este documento, ya sea directa o indirectamente.

La información en este documento se ofrece únicamente con fines informativos, y es universal como tal. La presentación de la información es sin contrato o con algún tipo de garantía garantizada.

Las marcas comerciales que se utilizan son sin consentimiento, y la publicación de la marca comercial es sin el permiso o el respaldo del propietario de la marca comercial. Todas las marcas comerciales y marcas dentro de este libro son sólo para fines de aclaración y pertenecen a los propios propietarios, no están afiliados a este documento.

HMW Publishing

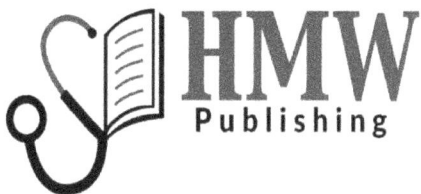

Para más libros visite:

HMWPublishing.com

www.ingramcontent.com/pod-product-compliance
Lightning Source LLC
Chambersburg PA
CBHW060323030426
42336CB00011B/1180